# CONSIDÉRATIONS ET OBSERVATIONS



SUR

## LA GUÉRISON

# DES CATARACTES

ET

DES AFFECTIONS DE LA CORNÉE TRANSPARENTE

PAR UNE MÉTHODE RÉSOLUTIVE ;

*QUELQUES MOTS SUR LA*

**GUÉRISON DES FISTULES LACRYMALES**
**SANS OPÉRATION;**

Par le docteur **LOMBARD** ( d'Antibes ),

Ancien chirurgien sous-aide-major ,
Lauréat de l'hôpital d'instruction du Val-de-grâce.

---

## PARIS, CHEZ L'AUTEUR,

320, RUE SAINT-HONORÉ.

—

### 1839.

# CONSIDÉRATIONS

SUR

## LA GUÉRISON

# DES CATARACTES.

IMPRIMERIE DE COSSON, RUE SAINT-GERMAIN-DES-PRÉS, 9.

# CONSIDÉRATIONS ET OBSERVATIONS

SUR

## LA GUÉRISON

# DES CATARACTES

ET

DES AFFECTIONS DE LA CORNÉE TRANSPARENTE
PAR UNE MÉTHODE RÉSOLUTIVE ;

*QUELQUES MOTS SUR LA*

**GUÉRISON DES FISTULES LACRYMALES
SANS OPÉRATION ;**

Par le docteur **LOMBARD** ( d'Antibes ),

Ancien chirurgien sous-aide-major,
Lauréat de l'hôpital d'instruction du Val-de-Grâce.

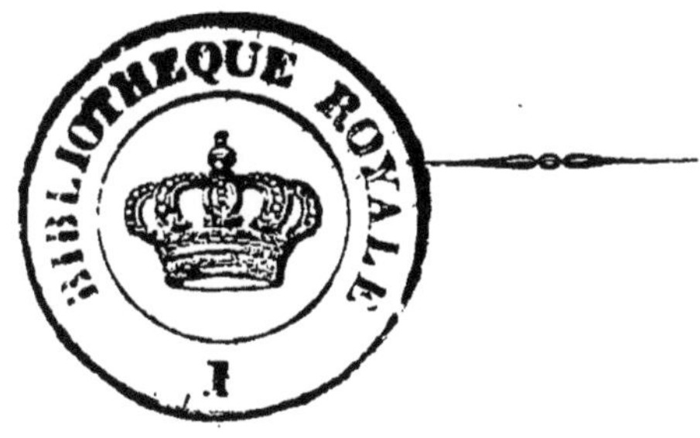


## PARIS, CHEZ L'AUTEUR,

320, RUE SAINT-HONORÉ.

—

**1839**

# AVANT-PROPOS.

Je n'ai aucunement la prétention, ni l'intention d'écrire *ex professo*, sur les maladies de la vue. Je dis avec franchise que ce livre est tout simplement destiné à me tenir lieu de carte d'adresse. Néanmoins, je ferai en sorte, en jetant çà et là quelques idées, quelques opinions sur la matière, que si le hasard fait qu'il ait le bonheur, ou le malheur, de tomber entre les mains de quelques confrères, ils puissent s'apercevoir que je me suis occupé de cette spécialité, et que je n'ai pas craint de me mettre en opposition avec certaines idées reçues.

Au crime de faire imprimer un petit livre médical, destiné à engager les malades à se faire traiter par moi, j'ajoute celui, mille fois plus grand, de ne pas donner la formule des médicamens que j'emploie dans le traitement des affections de la vue, dont il sera question.

On vient de me raconter que, tout récemment, un chirurgien célèbre, en parlant des médecins à remèdes secrets, avait dit qu'ils étaient tous des *brigands*, des *scélérats*, et que leurs remèdes ne guérissaient plus dès qu'ils étaient connus. Il y a de la colère et de l'esprit dans tout cela. Pour mon compte, je proteste que je ne suis ni un brigand ni un scélérat, que je suis même très-enclin à être un honnête homme, et j'espère que si Dieu me fait la grâce d'être en mesure, dans quelques années, de donner les formules dont je me sers, ces formules, secrètes aujourd'hui, pourront encore guérir lorsqu'elles seront devenues publiques.

J'aurais encore attendu quelque temps avant de me faire imprimer, afin d'avoir un plus grand nombre de faits, et cette brochure n'aurait même peut-être jamais été écrite; mais dans ce siècle, où la plus profonde indifférence règne sur toute chose, où l'on rencontre de l'égoïsme partout, de la sympathie nulle part, pour se faire connaître, il faut parler soi-même; car les voies les plus honorables pour arriver à la publicité, lorsque vous pouvez y prétendre, vous sont ignoblement fermées par des hommes qui devraient s'empresser de vous les ouvrir.

Cette triste vérité va être prouvée, par les détails suivans : Un jeune enfant, faisant partie de l'*Institution royale des jeunes Aveugles*, le nommé Couard, fut conduit chez moi par sa tante. L'œil gauche était tout-à-fait perdu, l'œil droit, recouvert par un leucome, distinguait encore le jour de la nuit. Je dis au pauvre petit aveugle que peut-être je lui rendrais la vue, et il baisa ma main, et il pleura de joie. Je lui donnai immédiatement une lettre pour prier le directeur de l'institution de me permettre d'entrer dans l'établissement, pour y donner mes soins à cet enfant, dont l'affection, regardée comme incurable par tout le monde, m'offrait de grandes chances de guérison. M. le directeur ne me fit pas même l'honneur de me répondre. La tante de l'enfant vint m'apprendre qu'on me refusait l'entrée. Entre gens polis et bien élevés une lettre vaut une lettre.

Alors j'adressai une demande à M. le ministre de l'Intérieur pour obtenir l'autorisation d'entrer dans l'*Institution royale des jeunes Aveugles*. M. le général d'Ambrugeac, dont j'ai l'honneur d'être le médecin, eut la bonté de la remettre lui-même à M. le ministre et de le prier, avec instance, de faire droit à ma réclamation. Voici la réponse faite au général d'Ambrugeac.

Paris, le 21 mai 1838.

M. le comte et cher collègue, vous m'avez fait l'honneur de me remettre une pétition par laquelle le docteur Lombard se plaint de n'avoir pas été admis à l'Institution royale des jeunes Aveugles, pour y traiter l'élève Couard, dont la cécité lui semble offrir des chances de guérison.

Il résulte des renseignemens pris à cet égard, qu'on a été parfaitement fondé à refuser l'entrée de l'établissement à ce praticien. Voici, au reste, comment les choses se sont passées :

Lors de la demande de M. le docteur Lombard, le directeur en référa au médecin de l'institution qui, ayant eu déjà occasion d'examiner l'élève Couard, avait constaté l'entière impossibilité de lui rendre la vue. Il a donc pu le certifier, sans recourir aux médecins consultans qu'il n'eût pas manqué de réunir, si le cas avait été le moins du monde incertain.

Tels sont les motifs qui ont empêché de confier l'élève Couard à M. le docteur Lombard.

Il y a d'ailleurs à faire ici une observation générale : c'est qu'à l'Institution royale des jeunes Aveugles, l'organisation du service de santé est des plus complètes , puisqu'indépendamment d'un médecin et d'un chirurgien en titre, il s'y trouve des médecins consultans, tous gens d'instruction et d'expérience pratique. Or, n'y aurait-il pas une sorte d'inconvenance à recevoir, sans leur participation, les médecins du dehors, qui, sous un prétexte quelconque, voudraient venir y essayer des modes de traitement ; et ne courrait-on pas risque aussi d'introduire un certain désordre dans l'établissement ?

D'après ce qui précède, M. le comte et cher collègue, je regrette de ne pouvoir accueillir la demande du docteur Lombard.

Agréez, etc. ,

*Signé* MONTALIVET.

Plus tard, pour arriver jusqu'à mon petit aveugle, je résolus de tenter un dernier effort, et je me fis présenter à M. Denis, député de mon département, auquel je fis part des résultats heureux obtenus par ma méthode, du refus antérieur de M. Montalivet et de l'intention que j'avais d'adresser une nouvelle demande afin d'obtenir qu'un certain nombre de jeunes aveugles de l'Institution royale, choisis par moi entre les incurables, fussent confiés à mes soins. Monsieur Denis approuva mon projet, me dit qu'il était impossible qu'on refusât de donner suite à ma demande, et se chargea, avec l'empressement et l'obligeance d'un compatriote dévoué, de remettre lui-même ma pétition et de l'apostiller de vive voix.

Voici , en résumé, le contenu de ma lettre au ministre de l'intérieur :

Être autorisé à choisir, dans l'Institution royale des jeunes Aveugles, un certain nombre de sujets réputés incurables.

Les traiter à mes frais et par une méthode qui m'est particulière, qui ne cause aucune douleur et dont aucune opération ne fait partie.

Des médecins désignés par M. le ministre pourront constater les résultats de mon traitement.

Lorsque cette pétition fut adressée, M. de Montalivet était encore ministre, et lorsque, après plusieurs mois, on se décida à y faire la réponse suivante, M. de Gasparin lui avait succédé.

Paris 10 mai 1834.

Monsieur , vous m'avez demandé l'autorisation de soumettre à une méthode curative inventée par vous, plusieurs sujets choisis entre les élèves de l'Institution royale des jeunes Aveugles.

Déjà, au mois de mars 1838, à propos de l'élève Couard, mon prédécesseur a eu occasion de vous faire connaître les motifs qui empêchaient de donner suite à votre demande, et puisque vous la reproduisez aujourd'hui, je ne puis également que me référer aux mêmes motifs de refus.

J'ai l'honneur de vous saluer, le pair de France, etc.

Par autorisation,

Le chef de la troisième division,

*Signé* CAVÉ.

Ce refus opiniâtre, est selon moi, la chose la plus sauvage, la plus incompréhensible que l'on puisse imaginer. Deux hommes distingués et hautement placés prêtent leur appui à un médecin, qui fait des promesses brillantes d'avenir pour l'humanité, qui demande avec instance de donner la preuve par des faits, que certaines affections de la vue, qu'on ne traite pas, sont susceptibles de guérir. Ce médecin demande à choisir ses sujets parmi les incurables, et vous motivez votre refus sur l'incurabilité des maladies! vous motivez votre refus sur le désordre que pourrait apporter dans le service de l'établissement, l'admission d'un médecin du dehors qui, *sous un prétexte quelconque, viendrait y essayer des modes de traitement !*

Je vous fais observer qu'il n'y avait pas de désordre possible à apporter dans le service de santé, puisque les aveugles que je voulais traiter, ne faisaient pas partie de ce service, étant regardés comme incurables. Ces aveugles sont dans l'établissement, non pour y être traités, mais pour y apprendre un état. Je vous fais observer, en outre, qu'il est certaines formes de langage louches et à double entente qu'il est peu convenable d'employer. Le refus suffisait sans y ajouter quelque chose qui ressemble fort à l'insulte.

Si ceux qui travaillent pour l'humanité, pour les sciences, pour les arts, trouvent toujours autant de sympathie auprès de vous, il est évident que vous êtes immensément rétrogrades et que vous n'avez nulle intelligence du progrès, qui n'a lieu qu'autant que ceux qui ont mission de le faire, encouragent les travailleurs et ne refusent pas de recevoir la démonstration matérielle d'une découverte, d'une amélioration, alors qu'elle leur est offerte.

Pour ne pas sortir de la médecine, je vous apprendrai qu'en 1697, arriva de la province à Paris, un lithotomiste, nommé Frère Jacques, qui s'annonça comme faisant l'opération de la taille, avec le plus grand succès, par un procédé nouveau, et que le gouvernement de cette époque ordonna que les expériences fussent faites, sous la surveillance de Méry, un des chirurgiens les plus distingués de ce temps. La sollicitude des gouvernans du 17° siècle s'étendait jusqu'au perfectionnement, et vous, gouvernans du 19° siècle, vous n'en montrez pas même pour la création !

Après ces obstacles à la propagation de ma méthode, venus de très-haut, passons à des obstacles d'une autre nature.

*Obstacles venus des médecins :* Je me borne à citer le fait suivant, comme le plus probant. Madame Carette Remy, rue de la Chaussée-d'Antin, 33, étant au théâtre, porte son lorgnon à l'œil droit, et elle n'y voit pas ; elle le porte à l'œil gauche, et elle y voit ! Le lendemain, elle court désolée, chez son docteur, M. Double, de l'Académie de médecine, qui constate une cataracte, que l'on opérera lorsqu'elle sera mûre. Sa cliente lui dit alors qu'une de ses amies, madame Marchand, affectée de cataractes, se trouvant bien d'un traitement qu'elle suivait, elle désirait se faire soigner par le même médecin. M. Double, après lui avoir fait observer que cette maladie ne pouvait être guérie que par l'opération, la laissa libre de me faire appeler, et manifesta le désir d'avoir un entretíen avec moi. Je commençai le traitement de madame Carette, et je me fis un plaisir de faire une visite à mon savant confrère, que je trouvai parfaitement incrédule, sous le rapport de la résolution des cataractes par des agens médicamenteux appliqués sur l'œil.

L'amélioration fut prompte, et marcha de telle manière, que dans un mois, l'œil cataracté pouvait lire, de l'intérieur de la chambre, ce qui était écrit sur l'enseigne d'un marchand de nouveautés, de l'autre côté de la rue, en face du n° 33. Madame Carette fit part de ce résultat heureux à son médecin, qui répondit : *C'est possible, mais la cataracte reviendra.* La porte était ouverte à l'ingratitude, et ma cliente y entra. Je ne tardai pas à m'apercevoir d'un certain changement de procédés..... si l'on demande aujourd'hui à madame Carette, qui depuis dix-huit mois, que j'ai cessé de la traiter, ne parle pas de se faire opérer, mais coud et lit, comme si elle n'avait pas été cataractée : qu'avez-vous fait pour guérir votre vue qui vous causait tant de chagrins, tant d'alarmes ? elle répond sans hésiter : je me suis bassinée les yeux avec de l'eau dans laquelle je mettais quelques gouttes d'eau de Cologne.

*Obstacle causé par la réputation de plusieurs confrères supérieure à la mienne.*

Une dame, que je soignais aux Thernes, voulut à toute force me conduire chez un maître menuisier en bâtimens, qui demeure dans la Grande-Rue et qui a une fille de 19 ans aveugle de naissance. Cette jeune personne, qui a les cornées leucomateuses, distingue le jour de la nuit. Je proposai au père de traiter sa fille, et il me répondit que MM. tel, tel et tel, trois oculistes célèbres, auxquels il avait présenté son enfant, avaient dit qu'elle était incurable. Pensant que la crainte d'une dépense, peut-être inutile, lui faisait rejeter ma proposition, je me hâtai de le mettre à l'aise sur ce point. Mais il me répéta la même phrase et les mêmes trois noms : Alors je lui dis, voici les adresses de deux personnes en traitement pour des maladies semblables à celle de votre fille. Allez les voir, retournez y plus tard, et si vous trouvez que leur position se soit améliorée, je traiterai votre jeune aveugle. Cet homme, ce père, n'a pas même voulu se déranger pour aller voir les personnes dont il avait les adresses !

La voie dans laquelle je me suis engagé, est une voie périlleuse, où l'on doit s'attendre à soutenir de rudes assauts, si l'on a assez de mérite pour chatouiller quelques susceptibilités. Tous ceux qui ont voulu parler contre les opérations chirurgicales ont été fort mal accueillis, de tout temps et dans tous les pays. Bilguer, chirurgien en chef des armées du roi de Prusse, s'élève contre les amputations dont on abuse souvent après les plaies des armes à feu. On l'attaque, et on l'attaque avec l'arme de la plus infâme calomnie. Il est accusé de s'associer aux idées de son maître Frédéric-le-Grand, qui, disait-on, pour n'avoir pas des invalides à entretenir, aimait mieux voir mourir les blessés. Les préceptes que ce chirurgien militaire donne sur la manière d'user des incisions, des débridemens, sur l'ensemble du traitement des fractures comminutives, éloignent de tout esprit sensé et impartial une pareille pensée, et établissent jusqu'à l'évidence, que, quoique beaucoup trop exagéré sous le rapport de l'inutilité des amputations, il était néanmoins un homme à qui de nombreuses cures avaient inspiré une profonde conviction. Les motifs que l'on m'attribuera ne seront pas de la même nature, mais ils seront à coup sûr trèspeu flatteurs. L'approbation de quelques confrères, la reconnaissance de ceux auxquels j'aurai été utile m'aideront à supporter légèrement les invectives de beaucoup d'autres.

La grande objection, l'objection sans réplique que l'on fait à ceux qui disent avoir guéri une maladie incurable, est la suivante : vous vous êtes trompé sur la nature de la maladie à laquelle vous avez cru avoir affaire.

Pour me soustraire à ce doute postérieur au résultat obtenu, je suis obligé, lorsque je parle de personnes sur les yeux desquelles on a pratiqué antérieurement des opérations de cataracte, de nommer les praticiens qui les ont faites avec peu ou pas de succès. Mon intention n'est pas de porter atteinte à leur réputation, mais d'établir d'une manière positive, qu'avant d'être guéri, la maladie était bien celle que je prétends avoir eue à traiter. Des circonstances tout-à-fait indépendantes de l'habileté du chirurgien amènent des insuccès, et nous nous faisons un devoir d'en avertir ceux de nos lecteurs qui sont étrangers à la médecine.

Le nombre et la nature des faits consignés dans cet écrit, doivent sinon convaincre, du moins faire douter, inspirer le désir de vérifier et faire taire, pour un moment du moins, les jugemens portés,

avec des formules grossières, contre ceux qui trai-
tent les cataractes autrement que par des opérations
chirurgicales.

Je prends en outre l'engagement de traiter, si on
le désire, des malades choisis par d'autres que par
moi.

# CONSIDÉRATIONS ET OBSERVATIONS



SUR

## LA GUÉRISON

# DES CATARACTES

ET

## DES AFFECTIONS DE LA CORNÉE TRANSPARENTE.

Je vais tâcher de prouver par des raisonnemens et surtout par des faits, qu'il est possible, dans un grand nombre de cas, de rendre la vue aux personnes affectées de cataractes, sans le secours de l'opération ; et néanmoins mon intention n'est pas de me montrer hostile à la médecine opératoire oculaire, et aux hommes habiles qui la pratiquent.

La main qui dans un instant fait tomber le voile qui prive un malheureux du plus beau, du plus précieux de tous les sens, se montre trop l'égale de la main du créateur, pour que nous n'admirions pas son ouvrage !

Si toutes les opérations de cataracte réussissaient, je n'hésiterais pas à dire à tout cataracté : faites-vous opérer, c'est la voie la plus courte et la plus agréable pour retrouver la lumière ; mais malheureusement il n'en est pas ainsi, et des circonstances tout-à-fait indépendantes de l'habileté du chirurgien, font que les insuccès sont en trop grand nombre pour qu'on n'essaie pas d'arriver au même résultat par des moyens moins chanceux.

Il n'est pas un opérateur, qui n'ait éprouvé parfois un véritable découragement, en voyant que l'opération qui semblait devoir le mieux réussir, échouait complétement, et que le malade auquel il voulait rendre la vue, était plongé pour toujours dans les ténèbres.

Ces funestes et terribles circonstances qui poussent à l'insuccès, sont les suivantes : 1° la composition anatomique de l'organe que l'on opère ; 2° la constitution du sujet ; 3° certaines influences atmosphé riques ; 4° la nature des cataractes.

De tous les organes de l'économie, c'est l'œil qui a la structure la plus complexe. On y trouve du tissu cellulaire, du tissu musculaire, du tissu muqueux, du tissu vasculaire artériel, veineux, lymphatique, du tissu nerveux de la vie organique et de la vie de relation, du tissu séreux, du tissu fibreux, et enfin des humeurs de nature et de densité différentes.

Cette réunion presque complète de tous les tissus de l'économie, dans un organe aussi peu volumineux, établit de fortes chances pour les inflammations consécutives, alors qu'on lui fait une blessure. Si le sujet que l'on opère est affecté d'un état morbide général dans sa constitution, il est presque certain que l'opération ne lui rendra pas la vue, par l'effet d'une inflammation qui viendra détruire complétement l'œil ou le mettre dans des conditions pathologiques telles, qu'il ne pourra qu'imparfaitement remplir ses fonctions. Par exemple : chez ceux qui sont affectés du vice rhumatismal, il est presque impossible d'éviter l'iritis et l'inflammation des parties fibreuses de l'œil. Chez ceux qui sont sujets aux névroses, les névralgies de l'œil sont fréquentes et redoutables ; elles n'a-

bandonnent le plus souvent l'organe qu'après y avoir
aboli le principe visuel. Chez ceux qui ont une
grande tendance aux suppurations; dont les coupu-
res, les écorchures, les piqûres mettent plus ou moins
long-temps à guérir, la piqûre ou la plaie faite à l'œil
sera presque à coup sûr, une cause de suppuration.

Lorsqu'il règne des variations brusques de tempé-
rature, les ophthalmies sont communes et les opérations pratiquées sur les yeux ne réussissent ordinairement pas. Que l'on fasse aujourd'hui une opération
de cataracte et que demain ou quelques jours après
il survienne un orage, accompagné de tonnerre et
une inflammation interne ou surtout une névralgie
ne manquera pas d'apparaître.

Dans l'opération des cataractes molles, des fragmens de cristallin restent souvent en place, et s'ils
ne sont pas absorbés, ils gênent la vision. Les cataractes capsulaires laissent fréquemment des lambeaux
de capsule, qui interceptent plus ou moins la vue,
et l'humeur aqueuse est impuissante pour en faire
effectuer l'absorption. Des opérateurs même, très-
habiles, oublient quelquefois la capsule postérieure,
et le malade ne retire aucun bénéfice de l'opération.
Ce cas s'est souvent offert à mon observation. Les cataractes adhérentes par les tractions qu'éprouve l'iris,
par les blessures que cette membrane peut recevoir,
le chirurgien étant obligé de conduire son aiguille
dans l'œil, sans avoir préalablement dilaté la pupille, offrent peu de chances pour la réussite. Enfin
si on fait disparaître un cristallin opaque, derrière
lequel se trouve une rétine à sensibilité un peu
exagérée, la lumière arrivant trop directement

sur elle, déterminera la formation d'une amaurose.

Ces influences malheureuses auxquelles est soumise la plus belle et la plus brillante des opérations que le chirurgien est appelé à pratiquer, m'ont engagé à faire des recherches dans le but de découvrir le moyen de produire la résorption des matières morbides qui enlèvent au cristallin sa transparence.

La théorie généralement admise jusqu'à ce jour sur la nutrition du cristallin, conduit à faire regarder comme impossible la résolution des opacités de ce corps à l'aide d'agens médicamenteux : il n'y a d'après elle qu'une opération qui, en éloignant le corps opaque de l'axe visuel, puisse rendre la vue au cataracté.

On a prétendu que le cristallin était une sécrétion de la capsule qui le renferme. Selon moi, le cristallin n'est pas plus sécrété par la capsule, que la cornée transparente par la conjonctive et la membrane de l'humeur aqueuse. Si le cristallin était sécrété par la capsule, pourquoi les couches intérieures seraient-elles d'une densité supérieure aux couches excentriques? Serait-ce parce que les parties plus récemment sécrétées se trouveraient moins condensées? Mais il résulterait évidemment de là, que ce corps, recevant toujours, sans rendre jamais, et la sécrétion s'opérant sans cesse, finirait par acquérir un volume énorme.

L'humeur de Morgagni, loin d'isoler le cristallin de la capsule, établit au contraire les rapports qui doivent exister entre eux. Cette humeur n'est même que le produit d'un échange que ces deux parties constituantes de l'œil font incessamment entre elles. Elle se compose de ce qui doit nourrir et de ce qui a nourri le cristallin. La cristalloïde exhale et absorbe tour à tour, afin que le fluide intermédiaire soit dans les conditions voulues, quant à sa qualité et à sa quantité.

Le cristallin est un corps organisé; il a des vaisseaux, et sa nutrition, comme celle de tous les tissus vivans, est le résultat des deux phénomènes réunis de composition et de décomposition.

Il est facile de prouver la présence des vaisseaux dans le cristallin, en passant en revue les causes qui déterminent la formation des cataractes. On verra que toutes ces causes sont aussi des causes d'irritation pour les autres tissus de l'économie, et si on reconnaît que le cristallin est le siége de l'irritation quelquefois à l'état aigu, presque toujours à l'état chronique, il faudra accorder au cristallin des vaisseaux que les injections les plus fines ne peuvent pénétrer, que les grossissans les plus forts ne peuvent rendre apparens à notre œil humain; mais dont la pathologie décèle l'existence, puisque *l'irritation ne peut siéger dans un tissu qui n'est pas vasculaire.*

Une contusion sur le voisinage de l'orbite, sur le globe de l'œil, une aiguille plongée dans le cristallin sont des causes de cataracte, tout comme elles sont des causes d'irritation pour les autres tissus.

L'expérience prouve que les personnes qui travaillent dans des lieux fortement éclairés, que celles qui se servent d'une loupe pour examiner des objets qui ont besoin d'être grossis pour être bien vus, que celles enfin qui consacrent leur existence à des travaux de cabinet, sont sujettes à avoir des cataractes. La proportion des borgnes cataractés est vraiment remarquable! — *La fonction exagérée d'un organe aboutit souvent à l'irritation.*

Lorsqu'un cristallin s'obscurcit, celui du côté opposé partage presque toujours le même sort. — *Les organes pairs sont souvent affectés de la même maladie.*

Beaucoup de cataractes sont précédées de douleurs, de fourmillemens, soit dans une région très-voisine de l'œil, soit dans l'orbite. Ces douleurs toujours intermittentes à type régulier ou irrégulier, ne sont autre chose que des névroses, et c'est l'irritation passée des nerfs au cristallin qui lui fait perdre sa transparence. La formation de quelques cataractes s'accompagne de phénomènes lumineux. Dans ce cas les phénomènes lumineux sont dus à l'irritation de la rétine, et c'est cette irritation propagée au cristallin qui produit la cataracte.

Combien ne voit-on pas de cataractes consécutives aux inflammations de l'iris, du corps vitré. *L'irritation se communique d'un organe à un autre par la seule raison qu'ils sont voisins.*

J'ai remarqué que le plus grand nombre de personnes affectées de cataractes, avaient des dartres sur le corps et principalement aux sourcils et au front, de sorte que je n'hésite pas à admettre au nombre des causes des cataractes, les dartres long-temps négligées. *Certains vices généraux ont une prédilection pour telle ou telle partie.* On a regardé le cristallin comme une production épidermoïde ; serait-ce par analogie de tissu que dans ce cas il deviendrait malade ?

Les faits se pressent en foule pour prouver que les cataractes se transmettent par voie d'hérédité. Aujourd'hui tous les médecins sont d'accord sur ce point. *Par droit d'hérédité, les enfans ont des organes de la même vitalité que ceux de leurs parens, et qui, placés à peu près dans les mêmes circonstances, seront affectés des mêmes maladies.*

Il est évident, d'après cette courte énumération des principales causes des cataractes, que cette maladie du cristallin est constamment produite par une irritation, puisque les mêmes influences morbides, agissant sur d'autres tissus plus richement organisés, ne manquent jamais d'y faire apparaître tous les phénomènes caractéristiques d'une irritation ou d'une inflammation.

On a dit que le cristallin s'obscurcissait par une altération de sécrétion de la capsule ; mais comment maintenir cette opinion, si l'on considère que le cristallin commence quelquefois à s'obscurcir par le centre, et que d'autres fois, la capsule étant tout-à-fait opaque, le cristallin conserve sa transparence.

Il faut donc considérer la cataracte comme le résultat d'une irritation de la lentille de l'œil, irritation qui dans presque tous les cas se rattache à un vice général de l'économie, irritation qui, venant en aide à l'anatomie, établit d'une manière certaine que des vaisseaux existent dans le tissu du cristallin.

Au reste, la plupart des praticiens considèrent la cataracte comme une irritation, puisque les moyens qu'ils dirigent contre elle, alors qu'elle commence à se former, sont les mêmes armes qui servent à combattre les irritations dans les autres parties du corps. Ils font largement et même longuement de la médecine révulsive sur différens lieux d'élection de la tête, à l'aide de sangsues, de cautères, de ventouses, de vésicatoires, de pommades vésicantes, de moxas, de sétons ; sur le tube digestif à l'aide de divers agens purgatifs et drastiques.

Les résultats heureux qu'obtient le docteur Gondre établissent aussi l'existence des vaisseaux et de l'irritation dans le cristallin. Ce praticien a fait les plus grands efforts pour prouver que l'on pouvait arrêter la formation des cataractes et diminuer l'opacité existante. Il a consacré sa vie à cette œuvre, et pourtant presque tous les médecins refusent de reconnaître l'efficacité de sa méthode.

Il est affligeant de voir que les idées claires et fécondes en résultats heureux, trouvent tant d'obstacles à se frayer une route dans l'esprit humain. L'amour-propre de quelques uns, le *moutonisme* de beaucoup d'autres, constituent des barrières que les théories progressives ne peuvent franchir.

La cornée transparente est enflammée; elle est trouble; le malade n'y voit pas : sans aucun agent médicamenteux direct sur l'œil, par un traitement antiphlogistique, vous vous rendez complétement maître de la cornéite; l'opacité diminue d'elle-même, sans aucun résolutif direct et quelquefois même elle disparaît tout-à-fait. Il peut arriver aussi que la matière albumineuse concrétée étant trop dure, l'éloignement de l'inflammation ne produise aucune diminution dans l'obstacle à la vision. On observe cette circonstance, lorsque l'œil a été long-temps enflammé, car la phlogose concrète, endurcit les fluides lymphatiques, albumineux, extravasés dans les tissus blancs. On voit cela, tous les jours, pour les léucomes et les taies, mais les choses ne se passent pas autrement, quoique la scène ait lieu derrière les deux chambres de l'œil, sur la capsule, ou dans le tissu du cristallin. En un mot, si à l'aide des révulsifs, le docteur Gondret fait disparaître l'irritation portée sur le cristallin, ou la capsule, la cataracte est arrêtée, et si la matière extravasée n'est pas trop dure et que les vaisseaux en résorbent une partie, la cataracte est diminuée.

L'expérience m'a prouvé d'une manière positive et par une observation assez souvent répétée, pour éloigner toute idée d'illusion possible, que les opacités du cristallin et de sa capsule, se comportent dans leur formation et dans leur résolution exactement de la même manière, que les opacités de la cornée transparente. Dans les deux organes, il faut que la matière concrétée ne soit pas trop dure, que les tissus ne soient pas trop desséchés, que les vaisseaux par le fait de la compression, à laquelle ils ont été soumis, ne soient pas oblitérés et puissent, sous l'influence d'une stimulation convenable, reprendre le ressort nécessaire pour fonctionner et absorber les substances répandues dans les tissus. Il faut surtout que toute irritation soit disparue de l'organe; sinon, on verrait s'établir un mouvement de va et vient qui n'aboutirait jamais à la guérison, et l'irritation continuerait sa marche dès qu'on suspendrait la médication résolutive. Dans les deux organes, la résolution procède de la circonférence au centre, un amincissement des parties centrales ayant toutefois lieu. Quelquefois, dans les opacités dures de l'appareil cristalloïdien et de la cornée, on observe un phénomène très-remarquable; il se soulève de petits fragmens de matière concrétée, qui tombent dans l'humeur aqueuse, lorsqu'elles sont à la face externe de la cristalloïde, et se détachent de l'œil lorsqu'elles sont sur la cornée. Ici, c'est une véritable exfoliation qui s'opère. Cette assertion est extraordinaire, car rien de semblable n'a jamais été dit, mais comme c'est un fait susceptible de vérification et que d'ailleurs le phénomène d'exfoliation a lieu dans tous les tissus blancs, il ne faut pas se hâter de prononcer le mot d'impossible. Dans les deux organes enfin, les molécules molles de la matière infiltrée s'absorbent assez promptement, mais ce n'est que par un travail résolutif très-lent, que celles qui sont plus dures sont reprises par les vaisseaux qui agissent sur elles.

Soit pour la cornée, soit pour le cristallin, soit pour la capsule, lorsque l'affection est grave, la méthode résolutive produit quelquefois des améliorations assez promptes ; mais la curation complète, qui souvent est impossible, est généralement lente à être obtenue.

Quel que soit le laps de temps qu'il faille pour améliorer ou guérir, les faits consignés dans cette brochure démontrent que la médecine est puissante contre des affections regardées jusqu'à ce jour, comme incurables, et devant lesquelles s'ouvrent les portes des *Quinze-Vingts* et de *l'Institution royale des Jeunes Aveugles*. Ces faits démontrent en outre que des expérimentations dirigées dans ce sens, pourront peut-être conduire à des résultats beaucoup plus avantageux que ceux que j'ai obtenus.

Le traitement résolutif direct des cataractes offre de l'intérêt et mérite de fixer l'attention de tout le monde, sous un autre point de vue, savoir, que les cataractés qui ont été opérés sans succès ou qui ne voient que faiblement, peuvent encore conserver l'espoir de recouvrer ou d'améliorer leur vue. Il arrive

souvent qu'à la suite d'une opération, il reste der-
riére la pupille des lambeaux de capsule, des fragmens de cristallin, qui interceptent plus ou moins le
passage des rayons lumineux. Des épanchemens de
sang, de pus, de lymphe, peuvent donner lieu à des
cataractes consécutives, qui, pour être appelées *fausses*, n'en sont pas moins de véritables cataractes,
seulement elles ne siégent pas dans l'appareil cristalloïdien. Dans tous ces cas je puis presque toujours
promettre une amélioration plus ou moins grande.

Assez souvent après la dépression, les cataractes
remontent, ou les capsules primitivement saines deviennent consécutivement opaques, et l'opérateur
n'ose plus proposer une seconde opération, ou bien,
et ceci arrive plus souvent, le malade découragé ne
veut plus que l'on touche à ses yeux. Dans les deux
hypothèses il est condamné à ne jamais voir.

Ils sont nombreux, ces malheureux aveugles dé-
laissés par la chirurgie, qui s'avoue impuissante; ou
découragés et se résignant à ne plus voir, parce que
l'art, en qui ils avaient placé leur espoir, n'a pas pu
leur donner, dans une première tentative, ce qu'ils
lui demandaient. L'esprit humain est ainsi fait, qu'il
prend toujours en aversion ce qu'il a le plus aimé, ce
en quoi il a le plus espéré, si son attente est trompée !

L'importance de guérir les cataractes sans opération, se fait surtout sentir lorsqu'il s'agit d'une cataracte adhérente, que beaucoup de praticiens refusent d'opérer, tant les chances d'insuccès sont nombreuses. Presque toutes les cataractes désignées sous
le nom de *fausses* sont adhérentes à l'iris dans une
étendue plus ou moins considérable.

On verra, dans les observations consignées ci-après plusieurs cas de cataractes adhérentes traitées avec succès. Mais l'observation la plus intéressante, la plus probante en notre faveur est celle de l'invalide Trilla :

A la suite d'une double *iritis* rhumatismale, ce militaire perd la vue. La pupille de l'œil gauche est très-rétrécie et hermétiquement bouchée par une cataracte ; la pupille de l'œil droit est un peu rétrécie et bouchée aussi par une cataracte adhérente qui laisse, toutefois, un léger pertuis, à la partie supérieure externe, à travers lequel il passe assez de rayons lumineux, pour que le malade se conduise à peu près à tâtons. Ces deux cataractes sont constituées par de la lymphe plastique, qui s'est concrétée derrière et dans la pupille.

Le 18 juillet 1838, M. le docteur Sichel pratique une pupille artificielle sur l'œil gauche. Cette ouverture artificielle est admirablement établie, mais sans bénéfice aucun pour la vue. Après, comme avant l'opération, le malade ne voit pas même le jour de cet œil. Derrière la pupille artificielle est situé un gros cristallin opaque. L'habileté bien connue du praticien qui a fait cette opération me porte à croire que ce cristallin est devenu consécutivement opaque, car, s'il en eût été autrement, l'opérateur n'eût pas manqué de le faire disparaître de l'axe visuel.

Il vient à ma consultation le 4 juillet 1839, et à peine a-t-il été traité dix jours, que sa cataracte de l'œil droit est assez réduite pour qu'il puisse hardiment se conduire et servir même de guide à d'autres aveugles, ses camarades. L'œil gauche lui-même commence à apercevoir l'ombre de la main qui passe devant lui, et la lueur d'une bougie. Ce seul fait, s'il est bien tel que nous l'affirmons, suffit à lui seul pour faire briller les avantages que l'on peut retirer d'une médication que, jusqu'à ce jour, l'on a regardé comme impossible, *et ne devant être exploitée que par des charlatans qui cherchent à faire des dupes.*

Sur le même individu les deux manières de faire pour obtenir la guérison se trouvent en présence, et il est facile de tirer des conclusions pour ou contre. En médecine, la méthode numérique est en grand honneur, et elle est regardée par un grand nombre de praticiens comme très-propre à faire constater la supériorité d'une médication sur une autre. Néanmoins, comme les sujets traités par des moyens différens ne peuvent pas être affectés de maladies également graves, avoir la même constitution, être soumis aux mêmes circonstances hygiéniques ; comme, en outre, les soins qu'ils doivent recevoir des personnes autres que le médecin traitant, peuvent être administrés avec plus ou moins de zèle, avec plus ou moins d'intelligence, et que ces soins sont de la plus grande importance pour la réussite du traitement, il est évident que les chiffres, même très-élevés, ne prononcent pas d'une manière tout-à-fait satisfaisante sur la puissance des divers modes de curation qu'on veut mettre en parallèle. Leur jugement est loin d'être sans appel, et il reste toujours suivi du doute et de l'incertitude.

Toutes ces circonstances accessoires, qui donnent souvent à celui qui ne l'a pas mérité, la gloire qui appartient de fait à celui qui a obtenu une addition de succès inférieure , n'existent pas dans la lutte présente. L'individu est le même, l'affection est la même. La médecine opératoire agit sur l'œil gauche : elle fait pour le mieux et n'obtient aucun résultat. La médecine résolutive vient ensuite : elle agit sur l'œil droit, et une grande amélioration arrive promptement sous son heureuse influence. L'œil gauche lui-même commence à percevoir la lumière !

Il est plusieurs variétés de cataractes qui, très-souvent, sont prises pour des amauroses, et abandonnées comme incurables , alors que les divers moyens conseillés contre cette dernière maladie ont été employés sans succès. De ce nombre sont les cataractes noires et les cataractes capsulaires d'une coloration un peu foncée, placées en outre derrière une pupille étroite et faiblement dilatable par la belladone. Dans le premier cas, à cause de la teinte noire et du volume de la cataracte, dans le second, à cause de l'étroitesse de la pupille, la cécité est fréquemment complète, ce qui ajoute à la tendance que l'on a de confondre ces deux variétés de cataractes avec une amaurose.

La position du diagnostic est réellement chose très-difficile, et il m'est plusieurs fois arrivé de m'adresser à une amaurose, alors que j'espérais trouver une cataracte. J'ai toujours regardé comme une bonne fortune la rencontre d'une affection de cette nature, et le malheur veut que je sois obligé de retrancher du nombre des observations que je rapporterai plus tard les deux faits suivans sur lesquels, néanmoins, je vais donner quelques détails : M. le marquis P......., rue de Sèvres , chez lequel j'avais diagnostiqué des cataractes noires, prenait le bras de son domestique,

dans les premiers temps qu'il venait chez moi. Néanmoins, arrivé dans mon cabinet, il y voyait assez
pour s'asseoir tout seul dans un fauteuil. L'œil gauche ne distinguait pas le jour de la nuit, et la pupille
immobile était légèrement plus dilatée que celle de
l'œil droit qui était à l'état normal. Mon diagnostic
était d'accord avec celui de M. Maunoir de Genève,
qui avait proposé, en 1832, l'extraction des cristallins, et en opposition avec celui de plusieurs oculistes
de Paris, qui attribuaient la perte de la vue à une pa-
ralysie du nerf optique.

Le traitement dérivatif que le docteur Gondret
avait fait subir, pendant plus d'un an, à M. le marquis avait eu pour résultat d'arrêter la marche de la
maladie et d'améliorer un peu la vue de l'œil droit.

Les pupilles étaient noires et derrière elles, il n'existait aucune opacité appréciable. Sans lunettes, le
malade ne pouvait pas distinguer les lettres des deux
mots, *médecine pratique*, écrits, en gros caractères,
sur la couverture du *Compendium* de MM. Monne-
ret et de Laberge. Il n'y voyait que du jaune et du
noir.

Après quinze jours de traitement, mon heureux
client venait tout seul chez moi, et l'expression de
son visage traduisait une grande joie interne. La pupille de l'œil droit se contractait légèrement devant une
lumière vive et brusquement transmise ; si l'on souf-
flait rapidement le feu, il voyait s'élever des étincelles. Après un mois il lisait tout ce qui était écrit
sur la couverture de l'ouvrage cité plus haut. Après
trois mois, à la suite d'une discussion d'une certaine
nature, qui avait quelque rapport avec le quart

d'heure de Rabelais, j'appris que le malade était toujours dans le même état qu'avant mon traitement, et
qu'il était persuadé que j'avais voulu me livrer à des
expériences sur ses yeux. N'ayant pas l'habitude de
donner un démenti, je dis que cela m'inspirait du
regret et de la surprise, et le traitement fut suspendu.
Mais ayant eu ensuite l'occasion de rencontrer main-
tes fois M. le marquis, allant tout seul et avec beaucoup d'assurance dans les rues de Paris, je n'ai pu
m'empêcher d'avoir la mauvaise pensée, que ce noble
personnage m'avait dit que mon traitement avait
échoué sur lui, alors qu'il s'était cru assez guéri pour
se passer de mes soins. Cette pensée est méchante,
mais aussi pourquoi l'aveugle que je n'ai pu guérir
sort-il maintenant sans le bras de son domestique,
pourquoi a-t-il dans ses mouvemens la prestesse d'un
homme qui n'a pas de trop mauvais yeux.

Isidore Sébilotte, âgé de trente-quatre ans, pen-
sionné des Quinze-vingts, demeurant rue du Jardinet,
n° 11, était complétement aveugle et avait subi déjà un
grand nombre de traitemens pour une prétendue
amaurose; il était arrivé à l'aveuglement par un
brouillard qui était venu de plus en plus épais. Quoique faiblement, ses pupilles se contractaient à une
lumière vive, et elles n'étaient pas sensiblement dila-
tées. Sous ma direction, sa cécité, que je regardai
comme pouvant bien être le résultat d'une double
cataracte noire, céda graduellement, et après quarante-cinq jours de soins, il venait tout seul chez
moi et bénissait le ciel de lui avoir fait rencontrer un
homme qu'il appelait son sauveur, etc., etc. Tout à
coup il cessa de venir, et le croyant malade, je fus à

son domicile pour savoir de ses nouvelles. Il avait changé de logement, et le portier ne put me donner sa nouvelle adresse. Isidore Sébilotte est mort ou bien il est ingrat, car s'il vivait et qu'il fût redevenu aveugle, il n'eût pas négligé de venir me l'apprendre.

Je terminerai ce chapitre en établissant, par quelques propositions, ce que peut et ce que ne peut pas la méthode résolutive employée par moi dans le traitement des cataractes :

1° Dans la plupart des cas, il est possible d'arrêter la formation des cataractes.

2° Complétement ou incomplétement formées, on peut toujours les diminuer et quelquefois les faire résoudre entièrement.

3° Les cataractes molles sont celles dont l'absorption se fait le plus facilement et le plus complétement.

4° Les cataractes noires et les membraneuses susceptibles d'être confondues avec une amaurose, me semblent céder assez facilement aux moyens dirigés contre elles.

5° Le traitement des cataractes fausses, alors que la matière plastique, lymphatique ou purulente n'est pas trop concrétée, donnent de beaux et prompts résultats.

6° Les cataractes fausses produites par la coagulation de la fibrine du sang, sont d'une résolution facile.

7° Les cataractés opérés sans succès ou avec un demi-succès, peuvent espérer une amélioration plus ou moins grande de leur vue, si la pupille est conservée assez intacte, si l'inflammation consécutive à l'opération n'a pas frappé de mort les parties nerveuses auxquelles est dévolue la perception de la lumière.

8° L'âge du sujet n'empêche pas la réussite du traitement, attendu que si, d'une part, la vitalité est moindre, de l'autre les cataractes sont moins dures ordinairement, chez les personnes âgées que chez les adultes.

9° Les cataractes capsulaires sont les plus difficiles à guérir.

10. Si la capsule est desséchée et pour ainsi dire parcheminée; si le cristallin est trop endurci et que ses vaisseaux, par l'effet de la compression à laquelle ils ont été soumis, ne puissent plus reprendre le ressort nécessaire pour fonctionner, il est impossible d'obtenir un résultat satisfaisant et utile pour le malade.

11° Les améliorations sont souvent promptes, mais les guérisons complètes, lorsqu'il est possible d'y prétendre, sont toujours lentes à être obtenues. Néanmoins il est évident que les améliorations sont quelquefois elles-mêmes des guérisons; ainsi celui qui ne voyait pas pour se conduire et qui peut aller tout seul, peut se dire guéri, quoique ne voyant pas pour lire; après une opération, un pareil résultat rentre dans les succès.

12° Le mieux arrivant jour par jour, le malade oublie souvent le point de départ, pour comparer sa vue d'aujourd'hui à celle de la veille, et ne trouve pas de changement. Les personnes qui entourent le cataracté constatent, les premières, le progrès qu'il fait vers la guérison.

*Maladies de la cornée transparente.*

Les affections de cette partie constituante de l'œil sont nombreuses, et c'est par elles qu'un grand nombre de malheureux sont privés de la vue et condamnés à une cécité plus ou moins complète. L'altération de la cornée est quelquefois d'une nature telle que, l'œil devenant gênant pour le malade ou d'un aspect difforme et repoussant, la chirurgie remédie à ce double inconvénient, en substituant à l'œil naturel, préalablement incisé et vidé, un œil artificiel. Je me hâte de dire que cette triste opération, qui est pour l'œil, ce que l'amputation est pour les membres, peut souvent être évitée , soit par une guérison complète , soit en diminuant la difformité de l'organe.

Deux faits consignés dans cette brochure (Ducray Francis Sabonadière) prouvent ce que je viens d'avancer.

Aiguë ou chronique, c'est toujours l'inflammation qui enlève à la cornée sa transparence, par les altérations pathologiques suivantes, qui en sont le résultat :

1° Une ulcération qui, s'arrêtant avant d'avoir rongé toute l'épaisseur de la cornée, laisse une tache d'un aspect différent, plus ou moins étendue, plus ou moins déprimée au centre; qui gêne la vision si elle est située au voisinage de la pupille, et qui empêche l'organe de remplir sa fonction, si elle est placée directement en face d'elle, et si elle est assez grande pour égaler, à peu près, son diamètre.

2° Le dépôt d'un fluide lymphatico - plastique, albumineux, purulent, sur ou sous l'expansion de la conjonctive qui tapisse la cornée ; entre les lames de la cornée ; sur la face postérieure de la cornée, devant la membrane de l'humeur aqueuse. Ces divers fluides épanchés et concrétés varient à l'infini sous le rapport du degré de consistance qu'ils peuvent avoir, et des dispositions physiques qu'ils peuvent présenter. Les opacités de la cornée sont molles ou dures, et, comme je l'ai déjà dit, c'est l'inflammation qui par son intensité et sa présence plus ou moins prolongée, a la propriété de concréter, d'endurcir les fluides épanchés.

Dans la majorité des cas, ces opacités consistent en une couche, une espèce de peau, plus ou moins blanche, répandue sur le miroir de l'œil (taies, leucomes, etc). Plus rarement la matière, ayant été déposée en masse, forme une tumeur saillante en avant, et qui a reçu le nom de *staphylome* de la cornée *général ou partiel*, selon que sa base recouvre la totalité ou seulement une partie du miroir de l'œil. Le *staphylome* est quelquefois si volumineux, que l'œil ne peut plus être renfermé par les paupières.

On a encore donné le nom de *staphylome* à deux autres affections de la cornée, savoir : à la saillie de la cornée devenue opaque et distendue par l'humeur aqueuse ; à la hernie de l'iris à travers un trou produit par une ulcération qui a pénétré jusque dans la chambre antérieure.

Par une infinité de moyens, plus ou moins actifs, la médecine est puissante contre un certain nombre d'affections de cette partie constituante de l'œil. La plupart des taies, les leucomes récens et légers, sont traités et généralement guéris; mais les taies anciennes, les leucomes intersticiels, les petits dépôts enkystés de matière purulente qui s'est concrétée, à la suite des abcès qui se forment sous la conjonctive, entre les lames de la cornée; mais les staphylomes leucomateux, mais les cicatrices, toutes ces altérations graves et fréquentes qui causent, à elles seules, les deux cinquièmes, au moins, des cécités abandonnées par l'art impuissant, sont regardées comme incurables, et les malheureux qu'a frappés ce jugement sans appel, jusqu'à ce jour, doivent, s'ils sont pauvres, chercher un asile dans les maisons spéciales de l'état, et s'ils sont au dessus du besoin, traîner leur triste vie au milieu de leurs familles désolées.

Le génie chirurgical, par une opération miraculeuse, parvient quelquefois, à déchirer les voiles de cette nuit éternelle dans laquelle quelques infortunés sont plongés. Derrière une portion de cornée saine, une main habile et presque divine, osa, pour la première fois faire une ouverture à l'iris, et cette ouverture appelée *pupille artificielle*, laissa arriver les rayons lumineux jusqu'à la rétine.

Honneur à vous, immortel Cheselden! Honneur à votre audace chirurgicale! Désormais, je l'espère, votre opération que des savans praticiens, vos dignes émules, ont enrichie de nombreux procédés, trouvera de fréquentes applications. Toute cornée complétement opaque redeviendra transparente en totalité, ou du moins en partie. Si la transparence ne peut pas arriver jusqu'à la pupille naturelle, ou bien s'il existe une atrésie, on pratiquera, à travers l'iris, une voie à la lumière.

Il faut attribuer à la fausse opinion que l'on a sur les opacités de la cornée, le brevet d'incurabilité qu'on leur délivre si souvent et si facilement.

*Le tissu de la cornée*, dit-on, *est trop altéré pour qu'il puisse revenir à l'état normal.* Cette erreur grave et complète a été funeste à l'humanité et à cause d'elle, il résulte que la *pommade de l'Hôtel-Dieu de Lyon*, par exemple, que tout le monde administre sans prendre avis des médecins, a fait résoudre des opacités que les plus habiles maîtres en chirurgie avaient déclarées incurables.

Le tissu de la cornée est toujours sain, seulement il est infiltré, distendu par des substances étrangères, plus ou moins concrétées et déposées en plus ou moins grande quantité. Les exostoses, les périostoses qui ont souvent un énorme volume et qu'une médication habile, se composant d'excitations et de sédations successives, parvient toujours à guérir, prouvent que dans les engorgemens des tissus blancs, il n'y a jamais altération du tissu primitif, mais seulement écartement, distension des fibres de ce tissu par une matière morbide déposée, matière qui, lorsqu'elle vient à être résorbée par les vaisseaux qui l'avaient sécrétée, laisse l'organe dans son premier état.

Les cicatrices de la cornée, par suite d'ulcération, offrent seules une altération de tissu, et cette altération est une perte de substance.

Je dis, en thèse générale, que toute opacité de la cornée peut être toujours plus ou moins diminuée et souvent complétement guérie. Je dis que tout individu réputé incurable dans l'état actuel de la science, trouvera amélioration ou guérison radicale, s'il se confie à mes soins.

De quelque manière que la cornée soit malade, pourvu qu'il n'existe pas des adhérences trop étendues entre elle et l'iris, la méthode résolutive procure toujours quelque avantage à l'aveugle. Plus ou moins promptement, ou très lentement, la résolution des opacités s'effectue toujours et dans les cas où il est impossible de dégager la pupille conservée intacte, il est presque toujours possible d'éclaircir assez de cornée pour placer derrière une pupille artificielle.

Ce que je viens d'écrire, sur la puissance de la méthode employée par moi, sera, j'en suis certain, taxé d'outrecuidance ; mais les faits sont là pour justifier mes prétentions, et, en médecine, comme dans toutes les sciences d'observations, les faits marchent en première ligne et les raisonnemens et les théories ne viennent qu'après.

Toutes les observations rapportées dans cet ouvrage sont probantes en notre faveur ; et jamais, que nous sachions, nul médecin n'a obtenu des résultats analogues à ceux que nous avons obtenus sur Ducray, sur les invalides Bergerot et Chevalier, sur mademoiselle Juliette Gravier, de Valenciennes.

Les cicatrices de la cornée peuvent toujours être réduites dans une grande étendue. L'absorption devient de plus en plus lente, de plus en plus impossible, à mesure que l'on s'approche du centre. Dans des cas assez rares, lorsque l'ulcération a été très-superficielles, l'on peut rendre à la cornée toute sa transparence.

Pour faire ressortir le précieux avantage d'une méthode qui peut diminuer considérablement les cicatrices de la cornée, je vais d'abord supposer un cas et rapporter ensuite une observation.

Une personne a, au centre des deux cornées, une cicatrice d'une ligne et demie de diamètre ; par le fait de ces cicatrices, situées vis-à-vis de la pupille, cette personne ne peut pas se conduire toute seule, et elle pourra le faire si on réduit de moitié l'obstacle à la vision.

Mademoiselle de F........ eut, à l'âge de trois mois, une ophthalmie qui laissa une large cicatrice à la partie externe et moyenne de l'œil gauche. Les plus célèbres oculistes furent consultés, et tous déclarèrent la maladie de la cornée incurable. Ils abandonnèrent tous une maladie qui déparait une belle et noble figure de jeune fille, qui, par sa fortune, sa naissance et ses talens, devait briller dans le monde. Fatigué par la lumière, cet œil se portait constamment vers l'angle interne et les paupières étaient à demi fermées, ne pouvant percevoir que d'une manière confuse, il se rejetait en dedans pour laisser l'œil droit accomplir à lui seul le phénomène de la vision. Long-temps après, à l'époque de la vie, où l'on observe le plus souvent les opacités du cristallin, l'œil droit se cataracta et il se cataracta, parce que, pendant de nombreuses années, il avait eu un funeste voisinage ; parce que celui qui était destiné à être son associé, loin de l'aider, n'avait servi qu'à le fatiguer, qu'à lui rendre sa double tâche plus pénible.

Lorsque cette dame me fit l'honneur de se confier à mes soins, l'œil droit était complétement cataracté, et l'œil gauche ne pouvait pas lui donner assez de clarté pour se conduire. Après trois mois de traitement, le mauvais œil était devenu le bon œil : il ne louchait plus, les paupières s'ouvraient comme celles du côté opposé, et ma cliente voyait assez, pour aller seule dans ses appartemens, sans craindre de se heurter contre un meuble; la cicatrice était considérablement réduite. Il est évident que ce traitement administré une quarantaine d'années plutôt aurait eu des résultats plus prompts et plus complets, et je crois fermement, en outre, que le cristallin de l'autre œil ne serait pas devenu malade.

Voilà ce que j'avais à dire sur les maladies de la cornée. Je me suis abstenu de parler de celles, que je regarde comme incurables, de celles que je combats par les moyens généralement employés.

Les quelques pages que je viens d'écrire sur ce sujet, renferment des promesses précieuses pour l'humanité; et je le jure sur l'honneur, ces promesses se réaliseront, malgré les obstacles déjà rencontrés, malgré ceux qui m'attendent encore. Elles se réaliseront, parce qu'il y a en moi conviction profonde, volonté opiniâtre et désirs d'être utile à mes semblables.

### *Fistule lacrymale.*

Le nombre des méthodes et la variété infinie des procédés, à l'aide desquels l'on peut pratiquer l'opération de la fistule lacrymale, proclament hautement que la guérison de cette infirmité est souvent difficile à être obtenue, et que, quelle que soit la manière de faire que l'on adopte, il arrivera toujours quelques insuccès. Souvent même, après l'opération, la maladie, dont on voulait guérir un individu, prend un caractère de gravité plus grand que celui qu'elle avait avant. Tous les jours l'on peut constater des lésions graves des parties molles et osseuses de l'appareil excréteur des larmes : des fausses routes pratiquées, des canules engagées entre la muqueuse et les parois osseuses du canal; des abcès, des caries consécutives, des érysipèles phlegmoneux qui peuvent produire la mort.

Comment, dans la généralité des cas, se forme une fistule lacrymale?

Une irritation plus ou moins intense, sous l'influence d'une cause quelconque, se développe dans le canal nasal ou dans le sac lacrymal. La muqueuse, irritée, se boursouffle et sécrète d'abord du mucus, puis du pus. Par l'effet du gonflement de la muqueuse, la circulation des fluides est interceptée du côté des fosses nasales et tout reflue et s'accumule dans le sac lacrymal, qui, étant distendu, forme la tumeur lacrymale. Si l'on presse sur cette tumeur, elle se vide du côté de l'œil, et rien n'arrive dans le nez. L'inflammation marchant toujours, entretenue et stimulée par les fluides stagnans dans le sac lacrymal, et qui, s'altérant dans leur nature, deviennent très-irritans pour les tissus qui les renferment, la tumeur augmente de volume, la peau qui la recouvre rougit, s'amincit et finit par s'ulcérer : alors la fistule lacrymale est établie.

Qu'est-ce donc qu'une fistule lacrymale? Un rétrécissement qui empêche que les larmes arrivent dans le nez et une irritation au dessus du rétrécissement.

Quoi! c'est une affection si simple qui a fait tant travailler le génie chirurgical!

Mais il n'y a évidemment là qu'une inflammation à guérir, qu'un engorgement à résoudre ; l'affection est légère et située superficiellement. Si cette irritation résiste à une médication rationnelle, il est évident que nous sommes bien impuissans.

Pour mon compte, qu'elles fussent ulcérées ou non, j'ai toujours vu les fistules lacrymales céder au traitement suivant :

1° Application directe sur la tumeur, tantôt d'émolliens, tantôt de résolutifs, quelquefois d'une ou deux sangsues;

2° Cathétérisme du canal nasal, qui a le double avantage de permettre immédiatement au fluide contenu dans le sac de passer en partie par le nez et de faire des injections médicamenteuses appropriées au degré d'irritation ;

3° Quelquefois purgations et vésicatoire au bras.

Je n'ai nullement la prétention de vouloir me poser comme ayant découvert quelque chose de nouveau pour le traitement de la fistule lacrymale. Laforest a sondé le premier le canal nasal , et MM. Lisfranc et Gama ont chacun de leur côté insisté sur le traitement des engorgemens du sac. Ancien chirurgien sous-aide-major de l'Hôpital du Val-de-Grâce , nous nous rappelons toujours avec reconnaissance les excellentes leçons cliniques , que nous faisait sur ce sujet , notre chirurgien en chef.

Le seul mérite que nous revendiquions pour nous , c'est la prétention de venir toujours à bout des fistules lacrymales , sans avoir recours à l'opération.

Jusqu'à ce jour, nous n'en avons rencontré aucune qui nous ait résisté, et notre opinion sur la curabilité des fistules lacrymales sans opération, est si prononcée, que nous pensons que, si à l'aide du traitement indiqué, on ne pouvait pas rétablir la voie des larmes, il serait probablement impossible de le faire par l'opération ordinaire, et qu'on serait obligé de pratiquer un canal artificiel.

### *Observations.*

Je vais d'abord rapporter les observations des personnes sur les yeux desquelles, antérieurement à mon traitement, des opérations ont été pratiquées avec peu ou pas de succès. Je donnerai ensuite les observations de celles qui ont eu recours à moi, avant de se faire opérer, les observations des maladies de la cornée transparente viendront en dernier lieu.

La plupart de mes observations ne seront que de simples notes ; car si je leur donnais tout le développement dont elles sont susceptibles, cette brochure se transformerait en un volume.

Première obs. — Je soussigné chirurgien principal à l'Hôpital Militaire de Toulon, docteur en médecine de la faculté de Paris, officier de la Légion-d'Honneur, certifie que *Marianne Galda*, âgée de quarante-deux ans, demeurant rue du Trésor n° 1, à Toulon, opérée de la cataracte par abaissement, il y a sept ans, par **M.** Reynaud, professeur d'anatomie à l'Hôpital de la Marine Royale, sur l'œil gauche, et trois ans après sur l'œil droit, se présenta à moi l'année dernière pour faire usage des collyres de **M.** le docteur

Lombard, dont elle avait entendu parler avantageusement.

L'opération de l'œil gauche avait réussi parfaitement au dire de la malade et de son mari ; mais quinze jours après l'opération, à la suite d'une vive émotion, le cristallin était remonté et la malade avait cessé d'y voir. Elle se conduisait avec l'œil droit, et ce ne fut que trois ans après qu'elle fut opérée de cet œil par le même procédé. Une vive inflammation fut la suite de cette opération, et la malade ne recouvra pas la vue. Lorsqu'elle se présenta à mon observation, elle avait beaucoup de peine à se conduire. La pupille gauche se contractait parfaitement sous l'impression de la lumière, la droite n'avait pas la même mobilité, et elle était déformée, l'iris ayant contracté des adhérences à sa partie externe. On apercevait facilement un corps opaque dans les chambres postérieures, les cristallins cataractés, qui empêchaient les rayons visuels de parvenir jusqu'à la rétine. Après quinze à vingt jours de l'usage des collyres, on voyait les cristallins diminuer d'une manière sensible ; la malade distinguait assez bien les objets et se conduisait avec la plus grande facilité dans les rues. Après trois mois de traitement, elle vaquait à toutes ses affaires de ménage, distinguait fort bien les objets et se conduisait dans les rues, comme une personne dont la vision serait parfaite.

Le cristallin de l'œil gauche est actuellement absorbée dans les trois quarts de son étendue, et ne paraît plus que par un segment inférieur dans le fond de la chambre postérieure ; celui de l'œil droit est plus absorbé ou paraît moins dans la chambre postérieure ; mais la vision de cet œil est moins parfaite que celle de l'œil gauche , à cause de la déformation de la pupille.

Il est bon de remarquer que l'œil droit a été le dernier cataracté, le dernier opéré, son meilleur œil, qui est devenu le plus mauvais après l'opération.

Il est probable que si cette malade n'eût pas négligé, de temps à autre , l'usage des collyres, l'absorption des cristallins aurait été complète et la guérison parfaite , mais indubitablement elle a éprouvé une très-grande amélioration dans la vision.

Fait à Toulon, le 28 août 1839.

*Signé* TRASTOUR.

Ce fait, si lucidement présenté, ne laisse aucun doute sur l'efficacité de notre méthode. Il est impossible de nier que la maladie traitée ne fût une double cataracte : deux tentatives successives d'opération l'établissent d'une manière indubitable. De ce fait ressortent en foule des considérations précieuses : une première opération réussit, une circonstance imprévue survient, le cristallin remonte, la malade n'y voit plus, et cet œil est abandonné. La seconde opération produit une inflammation interne qui déforme la pupille, produit des adhérences entre l'iris et la capsule et ne rend pas la lumière. Arrive alors une médication, dite *impossible*, et l'œil opéré depuis sept ans devient le meilleur, et si la vision de l'autre, de celui opéré depuis trois ans, est moins parfaite, il faut l'attribuer aux désordres produits par l'inflammation consécutive à l'opération. Une affection si grave, je dirai même si incurable, est sensiblement améliorée après quinze ou vingt jours de traitement.

Deuxième obs. M. Rocher, négociant à Nantes, eut toute la face contuse par les éclats d'une chaudière et brûlée par la vapeur qui s'en échappait. L'œil droit eut sa part des contusions, la sclérotique de ce côté fut blessée en plusieurs points; l'œil gauche fut complétement déformé; à la suite de l'ophthalmie intense, déterminée par cet accident, l'iris du côté gauche contracta des adhérences, et la pupille fut oblitérée; les deux yeux furent frappés de cataracte et la vue presque entièrement abolie. Du côté gauche, M. Rocher ne pouvait plus que distinguer la lumière des ténèbres; du côté droit, lorsque le jour n'avait pas trop d'intensité, au crépuscule, par exemple, il apercevait confusément les objets placés latéralement et surtout en dehors. Toutefois, il était dans l'impossibilité de se diriger sans le secours d'un bras étranger, de lire et d'écrire et même de reconnaître les personnes à aucune distance. Une pupille artificielle avait été pratiquée sur l'œil gauche par M. Bérard jeune, sans le moindre résultat, et M. Rocher était sur le point de retourner à Nantes après s'être soumis à plusieurs traitemens sans amélioration appréciable, quand il me fut présenté par un de mes amis et adressé par moi à M. le docteur Lombard.

Je n'ai pas revu M. Rocher; mais j'ai su, de plusieurs personnes, et notamment de celle qui me l'avait présenté, qu'après un traitement peu prolongé, et surtout fort inexactement suivi, puisqu'il a été complétement interrompu pendant deux mois, l'état de l'œil droit s'est considérablement amendé. Le malade peut aujourd'hui marcher sans l'assistance d'un guide, écrire au besoin et tracer l'ensemble et les lignes principales d'un plan ; il reconnaît les personnes en les considérant avec une attention suffisante. Il est à noter que M. Rocher continue à mieux y voir latéralement que de face, et que l'œil est aujourd'hui frappé de *presbytie* : il distingue d'autant mieux les objets qu'ils sont à des distances plus considérables.

L'œil gauche, auquel le malade n'a fait subir aucun traitement, est resté tout-à-fait dans le même état.

Sur la demande de M. le docteur Lombard, je me fais un plaisir d'attester que tous les faits précédens sont venus à ma connaissance de la manière la plus positive.

Paris, le 6 août 1839.

BAUDIN, D. M. P.
14, rue des Mauvaises-Paroles.

Comme la précédente, cette observation ne laisse rien à désirer, et je me bornerai à signaler les circonstances suivantes : grave mutilation des deux yeux; impuissance de la chirurgie, qui, par une opération délicate, pratiquée par une main habile, cherche à rendre la vue à l'œil gauche. Œil droit seul traité et seul amélioré ! Divers traitemens administrés sans succès et réussite prompte du nôtre qui arrive après eux et qui est irrégulièrement suivi.

TROISIÈME OBS. — Madame la marquise de la Breteche, rue du Vieux-Colombier, 12, âgée de soixante-dix-neuf ans, dont toute l'existence a été abreuvée de malheurs inouïs et de cuisans chagrins, s'aperçut vers 1830 que sa vue faiblissait, et le brouillard qu'elle avait devant les yeux devenant progressivement plus épais, elle finit par ne plus pouvoir se conduire. En 1835, madame la duchésse de Broglie qui lui portait le plus vif intérêt fit prier le docteur Blandin d'aller la voir. Ce praticien constata la présence d'une cataracte double, et opéra l'œil droit par abaissement. Cette cataracte étant remontée, le même chirurgien opéra, deux mois plus tard, la cataracte de l'œil gauche par broiement. Cette seconde opération n'ayant pas eu plus de succès que la première, M. Blandin dit à sa malade d'attendre à l'année suivante pour se faire opérer une troisième fois. Madame de la Breteche ne l'ayant plus vu revenir, se crut incurable et se résigna à ne plus jamais y voir.

Au mois d'avril 1837, le hasard me fit rencontrer cette intéressante aveugle qui était dans l'état suivant : obscurité profonde, au point de ne pouvoir faire un pas toute seule, et d'être obligée de prendre avec ses mains ce qui était dans son assiette ; gêne et douleurs sourdes dans les yeux et au pourtour de l'orbite. Cornées transparentes troubles ; celle du côté droit beaucoup plus que celle du côté gauche ; pupilles conservées intactes, presque pas contractiles ; derrière elles, dans la chambre postérieure, cristallins opaques ; capsule du cristallin gauche déchirée.

Après huit jours de traitement l'œil gauche voyait l'ombre de la main et la clarté de la bougie que l'on passait devant lui, après un mois, la malade voyait ce qui était dans son assiette, et se servait de la

fourchette pour manger. Enfin, d'amélioration en
amélioration, elle est arrivée au point de pouvoir
aller seule dans sa chambre et prendre tout ce dont
elle à besoin. L'œil droit voit beaucoup de jour,
mais ne peut distinguer aucun objet. Le grand âge
de cette dame nous a empêché de la traiter énergi-
quement, et nous avons cru devoir nous en tenir à
ce résultat, qui se soutient parfaitement depuis dix-
huit mois.

L'âge de la malade, les deux tentatives faites pour
lui rendre la vue, le découragement qui s'est emparé
d'un des plus habiles chirurgiens de la capitale, sont
trois circonstances à noter, pour en conclure qu'un
âge très-avancé n'est pas un obstacle au traitement résolutif et que les opérations échouent souvent, et
quelquefois de manière à inspirer du dégoût aux chirurgiens qui les ont faites.

Quatrième obs. — M. Trouillet, âgé de soixante-
seize ans, demeurant à Viry, près de Châtillon-sur-
Seine, avait cessé de voir depuis trois ans, lorsque le
docteur Cherou, qui jouit d'une excellente réputation
à Savigny et dans tous les environs, pratiqua, dans
une seule séance, l'abaissement des deux cataractes
qui produisaient la cécité.

Le malade y vit fort bien pendant huit jours, mais
sa vue s'éteignit tout à coup, et du jour au lendemain
il ne distingua plus aucun objet.

Il s'était écoulé quinze mois depuis son opération,
lorsqu'il vint me faire examiner ses yeux qui étaient
dans l'état suivant : obscurité profonde, pupille de
l'œil gauche intacte, derrière elle, cataracte capsulo-
lenticulaire, adhérente par sa partie inférieure à la

face postérieure de l'œil, pupille de l'œil droit, par le fait d'une inflammation consécutive, déformée, ovalaire, verticale, *pupille de chat*, adhérente dans toute son étendue à la cataracte qui est en arrière.

Le résultat de mon traitement, commencé au mois de septembre 1838, a été de mettre ce pauvre aveugle en état de se conduire tout seul dans sa chambre et au dehors, et de lui permettre d'apercevoir les objets et les personnes à une grande distance ; à cinquante pas, il lui est impossible de reconnaître quelqu'un, mais il voit très-bien si c'est un homme ou une femme.

L'œil gauche a été seul modifié d'une manière utile pour la vision ; car l'œil droit, qui voit beaucoup de jour, ne pourrait pas lui servir à se conduire. Ayant occasion d'aller de temps en temps, cette année, dans le pays qu'il habite, j'ai repris son traitement, et j'espère rendre sa vision plus parfaite.

Cinquième obs. — Madame Mallebaye, demeurant à Roscoff, vint à Paris, dans le mois de juin 1838, pour s'y faire opérer par M. Lusardi, d'une cataracte sur l'œil gauche. C'était pour la quatrième fois que cette dame demandait la vue à la médecine opératoire. Trois praticiens habiles, MM. Duval, Sanson, Lusardi, avaient successivement été appelés à pratiquer les trois premières opérations. L'œil droit, après une extraction faite par M. Duval, extraction qui avait parfaitement réussi, fut envahi par une inflammation interne et s'éteignit pour toujours. L'œil gauche avait été opéré par abaissement, par MM. Lusardi et Sanson, et la cataracte était toujours remontée. Ce fut encore à la dépression que M. Lusardi eut recours ;

et lorsque, après quarante-cinq jours, je vis la malade, l'œil opéré était dans l'état suivant : pupille intacte, capsule opaque, roulée sur elle-même et adhérente au bord inférieur de la pupille, qu'elle oblité-
rait dans ses deux tiers inférieurs. Madame Mallebaye
disait y voir moins qu'avant sa dernière opération.
Elle était incapable de se conduire dans sa chambre, et
pour s'asseoir, elle était obligée de toucher la chaise
avec ses mains. M. Lusardi avait fait de vives instances auprès de la malade pour la faire consentir
à se soumettre à une nouvelle opération : il voulait
détruire les adhérences et éloigner la capsule de l'axe
visuel. Madame Mallebaye, qui s'était fait conduire
chez plusieurs personnes traitées avec succès par
moi, ne voulut pas y consentir et me supplia de
commencer de suite mon traitement.

Après deux mois de soins à Paris, la capsule était
réduite de moitié, et madame Mallebaye se conduisait
avec facilité dans sa chambre ; et, à l'aide de verres à
cataractes, pouvait écrire et lire quelques mots.

Après ce temps, elle retourna à Roscoff pour y
continuer son traitement. Je n'ai pas été instruit d'une
manière exacte des changemens survenus dans la cataracte, mais dans une lettre du 12 décembre,
madame Mallebaye me dit : « *l'œil est toujours clair et
ne perd rien de ce qu'il a gagné* A PARIS. »

SIXIÈME OBS.—Michel Gauchet, domestique au collége Saint-Nicolas, rue Saint-Victor, fut opéré à
Rouen, par M. Lusardi, d'une cataracte sur l'œil
gauche. Il était alors au service du docteur Blanche.
De l'œil opéré, qui est parfaitement intact, le malade
ne distingue pas le jour de la nuit. Il sent la chaleur

de la flamme d'une bougie, sans en apercevoir la clarté. Un fragment de la capsule postérieure est resté en place, mais la présence de ce corps opaque ne suffit pas pour expliquer cet aveuglement complet.

Lorsque Gauchet se présenta chez moi, le 15 juillet 1839, il voyait trouble de l'œil droit, et il était facile de constater un point d'opacité au centre du cristallin. Après un mois et quelques jours de traitement, cette opacité se dissipa et la vue revint à l'état normal.

SEPTIÈME OBS. — M. Roumet employé à la préfecture de police, 2ᵉ division, 1ᵉʳ bureau, fut opéré par abaissement, dans le mois d'août 1836, d'une cataracte sur l'œil gauche, par M. le professeur Sanson. La pupille de cet œil est intacte, noire, et pourtant le malade ne distingue pas le jour de la nuit. On aperçoit dans la chambre postérieure des lambeaux de capsule. M. le docteur Robert fit, dans le courant de mai 1838, la dépression d'une cataracte qui existait sur l'œil droit. Cette opération à donné un peu de jour, mais assez peu pour que le malade ne puisse pas distinguer les couleurs et s'assoir sur une chaise sans l'avoir préalablement touchée avec les mains. A la partie inférieure de la chambre postérieure, on voit le cristallin abaissé et directement derrière la pupille quelques lambeaux opaques de la capsule.

M. Roumet était donc presque complétement aveugle, lorsqu'il vint me consulter vers la fin du mois de juillet; c'est-à-dire trois ans après l'opération de M. Samson et 14 mois après l'opération de M. Robert. Après deux mois de traitement et par des améliorations successives, mon malade y voit pour distinguer toutes les couleurs et pour s'asseoir hardiment tout seul. Il aperçoit les objets à une grande distance; mais il ne peut encore en saisir les détails. Si les rues de Paris n'étaient pas sillonnées de voitures, il pourrait se conduire sans l'assistance d'un aide. C'est l'œil de M. Robert qui a répondu à l'action de nos médicamens. Le résultat obtenu sur l'œil de M. Sanson est très-faible : il fait maintenant une différence entre le jour et la nuit.

HUITIÈME OBS. — Madame Clément, femme de charge de madame la comtesse de Bellegarde, à Fontainebleau, vint à Paris dans le mois de mai 1838, se faire opérer d'une cataracte sur l'œil droit. Cette opération fut faite par extraction par M. le professeur Roux. Une inflammation interne, consécutive à l'opération, produisit des altérations très-graves et rendit pour toujours cet œil impropre à servir à la vision. De ce côté, la malade ne distinguait pas le jour de la nuit, lorsque je la vis, pour la première fois, à Fontainebleau, dans le courant de novembre 1838. L'autre œil était recouvert par une cataracte lenticulaire molle, assez avancée pour ne lui permettre que de se conduire à tâtons : elle marchait presque toujours, en portant les mains en avant. Le traitement commencé à Fontainebleau, et assez irrégulièrement administré, produisit quelques bons résultats, mais madame Clément étant venue passer le mois de mars à Paris, chez son neveu, M. Bénoît, épicier, rue Saint-Dominique, au coin de la rue Hillerin-Bertin, et ayant profité de cette circonstance pour venir, avec assiduité, se faire panser par moi, la résolution de sa cataracte marcha de telle manière, qu'elle y voyait pour se conduire avec beaucoup d'assurance, lorsqu'une maladie grave de sa maîtresse la força de suspendre son traitement, pour aller la rejoindre.

M. Benoît a reçu plusieurs fois des nouvelles de sa tante, et il n'a pas appris qu'elle eût perdu quelque chose de l'amélioration obtenue, pendant son séjour à Paris.

Neuvième obs. — Mademoiselle Marie Deschamps, *aux Petits-Ménages*, dans l'été de l'année 1837, fut opérée, par abaissement, d'une cataracte à l'œil droit, par M. Sichel, à son dispensaire. Pendant huit mois, après l'opération, elle y vit pour se conduire, mais peu à peu sa vue se troubla ; elle aperçut constamment des couleurs blanches, vertes et les objets doubles. Lorsqu'elle s'offrit à mon examen, dans le courant de juillet 1838, elle ne pouvait plus se conduire toute seule. La pupille de l'œil opéré était à l'état normal et derrière elle se présentaient des fragmens opaques de capsule. L'œil gauche était recouvert par une cataracte *marbrée*, capsulo-lenticulaire, tout-à-fait appliquée contre la pupille : elle ne distinguait pas le jour de cet œil.

Le traitement résolutif a produit une grande amélioration de sa vue. L'œil opéré n'est plus offusqué par la présence des couleurs ; il voit néanmoins toujours un peu double, lorsque les objets sont éloignés. Les fragmens capsulaires sont résorbés. La vue de cet œil est assez parfaite pour que la malade puisse remplir les fonctions d'aide de cuisine aux petits ménages. L'œil gauche a été sensiblement amélioré ; la cataracte a tout-à-fait changé de couleur, et, quoique très-lentement, elle fait néanmoins des progrès évidens vers la guérison. Il existe un intervalle entre le corps opaque et l'iris, et, à l'opposé du jour, ou à une lumière douce, mademoiselle Marie distingue quelques objets et toutes les couleurs.

Dixième obs. — Madame Fécand, rue de Grenelle, 175 bis, fut opérée par M. Sichel, à son dispensaire, dans le mois de mai 1838, d'une cataracte à l'œil droit. Lorsque j'examinai la malade pour la première fois, vers la fin de juillet 1839, elle n'y voyait pas pour faire quatre pas toute seule et était incapable de distinguer nul objet, aucune couleur. Ses yeux étaient dans l'état suivant : Œil opéré atrophié d'une manière remarquable, pupille frappée d'atrésie et bouchée par un morceau de lymphe plastique concrétée; la lumière la plus vive n'est pas perçue par cet œil. Œil gauche recouvert par une cataracte complète, de couleur grise et de consistance moyenne. Cet œil voit passer l'ombre de la main et fait par conséquent la différence du jour et de la nuit. Après un mois de traitement, et par des améliorations successives, cette femme a recouvré la vision à un degré suffisant pour se conduire toute seule. L'œil gauche, celui qui n'a pas été opéré, est seul en état de lui servir à l'avenir. Celui du côté opposé, quoique le morceau de lymphe plastique soit sensiblement absorbé, a une papille si rétrécie, si déformée, qu'il est impossible qu'il puisse jamais être en état de fonctionner. Toutefois, il distingue maintenant le jour de la nuit et voit l'ombre d'un objet qu'on promène devant lui.

Onzième obs. — Madame Catherine Thivet, agée de soixante-douze ans, ayant insensiblement perdu la vue, fut consulter un médecin de Gourville (Seineet-Oise) qui, ayant constaté la présence d'une cataracte sur chaque œil, l'engagea à faire le voyage de Paris, pour s'y faire opérer. Elle suivit ce conseil, et le 7 septembre 1837, M. Sichel opéra l'œil droit par abaissement, à son dispensaire de la rue de l'Observance. La malade y vit immédiatement après l'opération, mais une inflammation consécutive des plus violentes étant survenue, la femme Thivet cessa de voir et après six semaines de séjour au dispensaire, fut habiter chez sa fille, mad. Guiblet, rue du Cherche-Midi n° 72.

C'est là que je vis cette aveugle pour la première fois, vers la fin du mois d'octobre de la même année. Cette malheureuse femme éprouvait des douleurs atroces dans les deux yeux et surtout dans l'œil opéré; assise dans son lit, les mains sur sa figure, elle criait et pleurait jour et nuit ; la lumière lui était insupportable. Madame Guiblet, mère de quatre enfans, et n'ayant d'autre ressource pour vivre que la journée de son mari, étant hors d'état de prendre soin de la malade, je priai une personne charitable de donner un asile chez elle, pour quelque temps, à cette pauvre vieille femme, qui, conduite par une douce espérance à Paris, n'y avait rencontré qu'un désespoir affreux. Un traitement antiphlogistique, un bon logement, un régime convenable, des soins prodigués avec la plus grande sollicitude, changèrent promptement la position de la malade. Ses douleurs se calmèrent, elle put dormir, l'inflammation s'amenda et elle put ouvrir un peu les yeux : je constatai à l'œil droit une cataracte capsulo-lenticulaire blanche, très-dure, immédiatement derrière la pupille, c'est-à-dire complétement remontée ; à l'œil gauche une cataracte lenticulaire molle et de couleur grise.

Dès que la phlogose fut dissipée, je commençai le traitement résolutif, qui eut de prompts et brillans résultats pour l'œil gauche : après un mois de soins, la malade fut en état de se conduire et de retourner chez sa fille. Il ne restait plus qu'un point d'opacité à la partie inférieure du cristallin. L'œil droit, à cause de la consistance de la cataracte et de la tendance que l'inflammation avait toujours à se reproduire, n'a pas été amélioré, a été traité beaucoup moins que celui du côté opposé, et la malade est retournée à Gourville, son pays, sans y voir de cet œil.

Catherine Thivet ne fait plus de traitement depuis quinze mois, et sa vue se conserve telle qu'elle était à son départ de Paris. Sa fille, qui demeure actuellement rue Saint-Romain n° 9, est allée voir sa mère, dans le mois d'août dernier et m'a appris, à son retour, que mon aveugle avait fait la moisson et vaquait librement à toutes les occupations du ménage.

Ce fait m'offre de l'intérêt sous les trois rapports suivans : 1° insuccès de l'opération, qui est le point de départ d'une terrible inflammation ; 2° cataracte de l'œil droit, qui, sous l'influence de l'irritation causée par l'aiguille, de molle devient dure et d'une résolution probablement impossible. Ce qui vient à l'appui de ce que j'ai dit plus haut, savoir : que c'était l'irritation qui, par sa durée ou son intensité, concrétait plus ou moins les fluides extravasés dans les tissus blancs ; 3° guérison qui, quoique incomplète, se soutient parfaitement ; ce qui prouve que lorsqu'il n'y a pas d'irritation dans l'appareil cristalloïdien, il n'y a pas de production de cataracte.

Douzième obs. — M. Chambresain, rue de Damiette, n° 1, atteint d'une double cataracte lenticulaire, fut opéré de l'œil gauche, à la clinique de M. Sichel, le 24 novembre 1838. Je le vis pour la première fois le 19 mai 1839. La cataracte de l'œil droit était complète et de consistance moyenne. L'œil gauche, l'œil opéré était parfaitement intact, mais presque toute la capsule postérieure opaque, était restée en place, de sorte que le malade ne pouvait rien distinguer. La capsule du cristallin du côté droit étant saine, j'ai tout lieu de supposer que celle de l'autre cristallin devait l'être aussi et qu'elle est devenue consécutivement opaque par le fait de l'irritation produite par l'opération.

La vue de M. Chambresain s'améliora rapidement; après huit jours de traitement, il voyait les croisées des maisons en face de la sienne, et après un mois, il fut en état de venir tout seul à ma consultation. La capsule qui était restée dans la chambre postérieure de l'œil gauche était réduite d'un bon tiers, et le cristallin de l'œil droit s'était éclairci dans toute sa circonférence. Ce beau résultat ne s'est pas complétement soutenu, et aujourd'hui le malade ne peut pas se risquer à aller tout seul dans les rues de Paris. Il distingue tous les objets d'un certain volume, mais sa vision est troublée par beaucoup de brouillards. A la campagne, où il n'a pas à craindre les voitures, il va partout sans se faire conduire. Le cristallin de l'œil droit est un peu moins clair qu'il y a deux mois, et si l'irritation ne cède pas, il est probable que l'obscurcissement redeviendra complet. Le fragment capsulaire de l'œil opéré diminue toujours, et j'ai la certitude d'arriver à une réussite plus ou moins complète.

Treizième obs. — L'invalide Chevalier, âgé de soixante-quatre ans, corridor de Brest, fut opéré dans une seule séance, d'une double cataracte, par un oculiste allemand, qui vint lui proposer à l'hôtel de lui rendre la vue, et qui le garda chez lui pendant un mois. Au dire de l'invalide, le même jour de l'opération, des sangsues furent appliquées directement sur les paupières , et cette étrange médication produisit ce qu'on devait en attendre, et ce que le chirugien voulait sans doute éviter : une ophthalmie affreuse qui détermina la fonte de l'œil droit. Le pauvre Chevalier après avoir quitté le logement de son opérateur avec l'œil droit de moins, et avec l'œil gauche qui n'y voyait pas du tout, demanda un congé et se rendit dans son pays natal. A son retour à l'hôtel, il n'avait plus envie d'aller trouver les chirurgiens ; mais enfin ayant entendu dire que le docteur Sichel avait rendu la vue à un grand nombre de ses camarades, il se décida à aller lui faire examiner son œil gauche, et ce praticien lui fit une seconde opération, vers la fin de l'été de l'année 1838. Cette opéraiion eut pour résultat de rendre à Chevalier assez de vue pour se conduire. Il voyait ce qui était à une très-grande distance et ne voyait pas ce qui était tout près de lui. Ainsi , par exemple, de la place de la Concorde, il apercevait l'arc de triomphe et n'apercevait pas la chaise pour s'asseoir.

Tel était l'état de la vue de Chevalier lorsqu'il vint à ma consultation vers la fin de juillet 1839. Dans la chambre postérieure étaient de nombreux fragmens de capsule opaque. Le traitement résolutif que je lui ai administré a produit les résultats suivans : il se conduit avec beaucoup plus d'assurance et peut servir de guide à des camarades aveugles ; il voit la chaise pour s'asseoir, et au réfectoire de l'hôtel, il aperçoit les tableaux qui sont suspendus au mur ; les fragmens capsulaires sont considérablement réduits de volume.

QUATORZIÈME OBS.— L'invalide Lacombe, âgé de quarante-six ans, corridor de Brest, aveugle depuis 1832, [par suite d'une iritis chronique, fut consulter le docteur Sichel, qui, le 18 juillet 1838, lui fit une pupille artificielle, en enlevant la moitié interne de l'iris de l'œil gauche. Cet invalide recouvra assez de vue pour se conduire seul dans Paris.

Lorsqu'il vint me consulter le 18 juillet 1839, ses yeux étaient dans l'état suivant : l'œil droit avait au centre de la cornée une taie mince, mais assez étendue, et, derrière la pupille, une cataracte *fausse* produite par l'inflammation chronique de l'iris. De cet œil Lacombe voyait à peine le jour. L'œil gauche présentait l'ouverture artificielle, qui était bouchée complétement dans sa moitié inférieure par une fausse membrane, surmontée par deux prolongemens filiformes, qui se balançaient dans l'humeur aqueuse, au centre de la portion de pupille artificielle qui n'était pas recouverte par la fausse membrane.

Le résultat du traitement de Lacombe consiste, jusqu'à ce jour, en ce que : 1° la fausse membrane de l'œil opéré est réduite au moins de moitié ; 2° la taie est disparue complétement ; 3° la cataracte *fausse* est diminuée ; 4° la vision est sensiblement améliorée des deux côtés.

Quinzième obs. Le nommé Amyot fut admis, comme aveugle, à l'hospice des Incurables (hommes), rue du faubourg Saint-Martin. Il était obligé de se faire conduire lorsqu'il vint chez moi, le 28 décembre 1837. Je constatai la présence de deux cataractes molles et d'une taie au centre de la cornée de l'œil gauche. La cataracte du côté droit était complète et bouchait hermétiquement la pupille. De cet œil le malade ne voyait pas même le jour. Celle du côté gauche était moins avancée.

Après trois mois de traitement, Amyot y voyait, non seulement pour se conduire, mais pour exercer son ancienne profession de passementier. Il est fortement myope, et avec des lunettes il voit l'heure, de la place du Carrousel au cadran de l'horloge des Tuileries. Il n'existe plus de traces de la taie qui était sur la cornée de l'œil gauche.

Seizième obs. — M. Mouillet, hospice des Incurables (hommes), âgé de soixante-dix-neuf ans, était affecté d'une double cataracte membraneuse, lorsqu'il vint me consulter le 17 mars 1838. La cataracte de l'œil gauche n'était pas complétement formée, et le malade pouvait encore aller tout seul dans les rues. Il était pourtant obligé de toucher la chaise avant de s'asseoir. Après trois mois de traitement et par une amélioration progressive, M. Mouillet y voyait pour lire et écrire avec des lunettes; il apercevait le nom des rues et les numéros des maisons. Depuis cette époque le mieux se soutient.

Dix-septième obs. — M. Jalot, dans le même établissement, âgé de quatre-vingts ans, était atteint d'une cataracte double, capsulo-lenticulaire, incomplète, plus avancée à droite qu'à gauche, lorsqu'il se présenta chez moi, le 29 mars 1838. Il avait de la difficulté à se conduire, et il était dans l'impossibilité de lire ou même d'écrire. Ses cataractes ont été arrêtées dans leur marche et assez réduites pour que le sujet puisse lire, écrire et s'occuper comme s'il n'avait jamais eu mal aux yeux. Depuis quinze mois sa vue n'a rien perdu.

Dix-huitième obs. — M. Dreux, dans le même établissement, âgé de soixante-quatre ans, avait perdu complétement la vue de l'œil gauche par une cataracte capsulo-lenticulaire dure et était sur le point de perdre l'œil droit par la même maladie, lorsqu'il vint réclamer mes soins, dans le mois de février 1839. A cette époque il ne voyait plus ce qui était dans son assiette, et dans la rue il ne distinguait pas les les pavés. L'affection de l'œil droit s'est promptement et considérablement amendée; le malade se conduit avec la plus grande facilité, et y voit assez pour s'occuper. La cataracte de l'œil gauche est sensiblement réduite, et j'espère en obtenir, avec le temps, la résolution complète.

Dix-neuvième obs. — M. Baude, capitaine en retraite, rue de Verneuil, 44, n'y voyait presque plus pour se conduire, et prit le bras de sa sœur pour venir me consulter. Je diagnostiquai chez lui deux cataractes molles au même degré de maturité dans les deux yeux. Par des améliorations successives et après quatre mois de traitement, M. Baude a été radicalement guéri. Voici bientôt un an que je ne le traite plus et sa vision est toujours parfaite.

Vingtième obs. — M. Bonhomme, portier, rue Saint-

Germain-des-Prés, 11, était obligé de se faire conduire, lorsqu'il vint me consulter le 14 février 1838.
Ses yeux étaient dans l'état suivant : cornées ternes,
surtout celle de l'œil gauche ; cataracte capsulo-lenticulaire molle, presque complète; à l'œil droit, cataracte capsulo - lenticulaire très-dure, adhérente à
la pupille qui est rétrécie et déformée par le fait d'une
inflammation chronique dont l'iris a été antérieurement affecté. Je n'ai obtenu qu'un faible résultat sur
l'œil gauche, néanmoins les adhérences sont dé-
truites; la réussite sur l'œil droit a été superbe et
prompte ; après un mois de traitement l'aveugle venait seul à ma consultation et reprenait ses occupations de portier. Malgré une inflammation violente
dont Bonhomme a été atteint dans le courant de
l'hiver dernier, l'amélioration obtenue s'est conservée et le cataracté va tout seul dans les rues et s'oc-
cupe dans la maison.

VINGT-ET-UNIÈME OBS.—Mademoiselle Vaucourt, rue
Ventadour, 4, cuisinière du frère de madame Ber-
ryer, se faisait conduire chez moi par un commission-
naire dans les premiers jours de son traitement. Elle
avait une cataracte lenticulaire molle et complète sur
l'œil gauche. L'œil droit était considérablement obscurci par une affection de même nature. Après dix
jours de traitement, elle put venir toute seule se
faire panser et vaquer librement à toutes les occupations de son état. M. le docteur de Montmahou, médecin de son maître, qui avait vu les cataractes avant
qu'elles fussent traitées par moi, a chargé dernièrement la malade de me féliciter de sa part sur le beau
résultat obtenu par ma méthode. Depuis trois mois

le mieux se soutient et va en augmentant de jour en jour.

Vingt-deuxième obs.—Mademoiselle Chapotain, rue du Cherche-Midi, 21, était obligée de suivre les murs pour se conduire dans les rues. Elle voyait tous les objets doubles et avait constamment un épais brouillard devant les yeux. Lorsque je lui annonçai qu'elle avait une double cataracte molle commençante, elle me répondit qu'on lui avait dit exactement la même chose à la Charité, où elle était allée faire examiner ses yeux avant de venir chez moi.

Deux mois de soins ont suffi pour la guérir radicalement. Depuis quinze mois elle ne fait plus rien pour sa vue, qui se maintient aussi bonne que possible.

Vingt-troisième obs. — M. Bailly, jardinier de madame la duchesse deRaguse, à Viry près Chatillon-sur-Seine, était affecté d'une double cataracte membraneuse qui faisait des progrès depuis deux ans et qui marchait surtout rapidement, depuis quelque temps, lorsqu'il se présenta à moi dans le mois de juillet de l'année dernière. Le jugement que je portai sur la nature de sa maladie, fut conforme à ce qui lui avait été antérieurement dit par plusieurs oculistes qu'il était venu consulter à Paris. La marche de sa maladie fut de suite arrêtée, et quinze mois de traitement ont tellement amélioré sa vue qu'il peut voir, étant debout, une épingle tombée à terre. Je dois noter qu'avant de se confier à mes soins, M. Bailly y voyait encore fort bien pour se conduire.

Vingt-quatrième obs. — Madame Constant, cuisinière de madame de Broval, au Palais-Royal, rue de Valois, 1, allait prendre jour pour se faire opérer d'une double cataracte capsulo-lenticulaire, lorsque l'on vint à lui parler de moi. Mon traitement produisit chez elle une grande et prompte amélioration, et sa joie fut extrême lorsqu'elle revit une foule d'objets que depuis long-temps elle n'apercevait plus. Mais chez cette malade les capsules sont trop desséchées pour pouvoir arriver à une résolution complète. Depuis plus de dix-huit mois que je la traite, elle continue à voir pour faire sa cuisine; mais depuis six mois les progrès vers le mieux ne sont pas appréciables. Nous serons obligés de nous en tenir là, et au reste, combien d'opérés de cataracte voudraient avoir la moitié de sa vue!

VINGT-CINQUIÈME OBS.—« Le 24 mars 1837, je reçus à l'œil droit un coup de pétard et cet œil resta privé de vue pendant huit jours. Au bout de ce temps je pus distinguer le jour de la nuit. Environ un an après, j'allai consulter le docteur Sanson, qui me dit que j'avais une cataracte capsulaire postérieure, et m'ordonna des remèdes si violens ( tels qu'un vésicatoire à la nuque, des vésicatoires volans aux tempes, des sangsues à l'anus et de fréquentes purgations), que je préférai m'en rapporter au docteur Lombard dont on vint à me parler vers ce temps-là. Quand je commençai mon traitement, à peine pouvais-je entrevoir une personne éloignée de six pas de moi, au lieu que maintenant je distingue les traits de quelqu'un placé à double distance. »

« C'est sur la demande du docteur Lombard, que je dresse ici l'exposé de mon état avant le traitement, et de celui où je me trouve maintenant depuis dix mois que je me rapporte à ses bons soins.

Paris, 9 août 1839.

*Signé* MONTERFIL,

Elève interne au collége Saint-Louis. »

J'ai désiré que M. Monterfil, qui a une consultation écrite de M. le professeur Sanson, consultation qui établit d'une manière positive la nature de la maladie que j'ai eue à traiter, fît lui-même le récit de son accident et du résultat de mon traitement. Je me bornerai à ajouter que la capsule postérieure est redevenue transparente dans les trois quarts au moins de son étendue.

VINGT-SIXIÈME OBS. — Madame Mépuis, rue du Cherche-Midi, 19, ne pouvait plus faire un pas toute seule dans la rue, lorsqu'elle vint me consulter au commencement du mois de mars 1839 : vision double, épais brouillards devant les yeux, cataractes lenticulaires molles, presque complétement formées. L'œil droit est sensiblement plus affecté que l'œil gauche. Après deux mois et demi de traitement, j'ai obtenu une cure complète. L'œil gauche a été guéri le premier, et après vingt six jours de soins, l'œil droit, quoique plus difficilement, n'en est pas moins arrivé à un degré de vision qui ne laisse rien à désirer.

VINGT-SEPTIÈME OBS. — M. Marchand, âgé de soixante-seize ans, *aux Petits-Ménages*, y voyait à peine pour se conduire lorsqu'il vint réclamer mes soins, le 18 mai 1838. L'œil gauche était vidé et l'œil droit était obscurci par un commencement de cataracte cristalline molle. Après un mois et demi

de traitement il se conduisit avec la plus grande facilité, et après trois mois il pouvait lire le nom des
rues et voir les numéros des maisons. Cette amélioration se soutient toujours.

Vingt-huitième obs. — Madame Mandar, dans le
même établissement, âgée de soixante-dix-sept ans, affectée d'une cataracte capsulo-lenticulaire double, vint
me consulter dans le mois de mai 1838. L'œil gauche
était complétement couvert, et l'œil droit considérablement obscurci pouvait encore lui permettre de se
conduire. La résolution de la cataracte de l'œil gauche, de l'œil le plus malade, a été presque complète,
l'œil droit a été moins heureux; le cristallin s'est
éclairci, mais la capsule est trop desséchée pour pouvoir
espérer de la voir redevenir transparente. Au reste,
cette bonne femme y voyait pour coudre, enfiler ses
aiguilles, et cela depuis plus de dix mois.

Vingt-neuvième obs. — Madame Genevrier, dans le
même établissement, âgée de quatre-vingt-un ans,
offrait à mon examen, dans le mois d'avril 1838, une
cataracte double, de couleur grisâtre, complète sur
l'œil gauche et assez avancée sur le droit pour qu'elle
n'y vît pas suffisamment pour se conduire dans la
rue. Dans ce dernier œil, l'opacité siégeait dans les
couches antérieures du cristallin. La formation de
cette cataracte fut de suite enrayée, et insensiblement
il s'est opéré dans les deux yeux un mouvement résolutif qui a eu pour résultat de permettre à cette
femme de pouvoir se conduire avec la plus grande
facilité. Bien certainement sans mon traitement, elle
serait aujourd'hui complétement aveugle.

Trentième obs. — M. Genièse, son épouse, mademoiselle Cazebois, faisant tous les trois partie *des Petits-Ménages*, ont été traités quelque temps par moi : M. Genièse pour une cataracte capsulo-lenticulaire assez dure, son épouse et mademoiselle Cazebois pour des cataractes doubles, commençantes et molles. Le grand âge et les infirmités de ces trois personnes n'ont pas permis qu'elles vinsent assez long-temps à mes pansemens, pour obtenir une guérison plus ou moins complète. Néanmoins leur maladie a été arrêtée, et depuis plus d'un an, elle ne fait pas de progrès.

Trente-et-unième obs. — M. Vergnon, dans le même établissement, âgé de soixante-dix-huit ans, vint me consulter dans le mois d'octobre 1838. Il avait une cataracte capsulaire blanche et complète sur l'œil gauche ; l'œil droit était affecté d'une maladie de la même nature, mais qui ne se traduisait que par un léger nuage, gênant toutefois assez la vision pour que le malade fût obligé de se faire accompagner par sa femme pour aller dans les rues. La cataracte de l'œil gauche a été considérablement réduite ; elle se présente actuellement sous la forme d'une tache blanche et triangulaire, située au centre de la pupille. L'œil droit s'est très-éclairci, et l'aveugle peut maintenant aller hardiment tout seul.

Trente - deuxième obs. — Jules Drugeon, âgé de huit ans, demeurant rue des Rosiers, n° 34, reçut en jouant, un coup d'ardoise sur l'œil droit, qui divisa la cornée transparente dans son tiers supérieur interne, et fut suivi d'une ophthalmie violente, compliquée d'iritis. Le petit malade eut l'œil enflammé pendant vingt jours, et lorsque les accidens inflammatoires furent dissipés, il resta une large taie, recouvrant la moitié de l'étendue de la cornée, une pupille rétrécie et déformée, et une cataracte pigmenteuse et adhérente à l'iris. De cet œil, le malade ne faisait pas de différence entre le jour et la nuit. Ce fut un mois après l'accident que nous vîmes, pour la première fois, le jeune Drugeon, et les altérations de l'œil nous parurent si graves, que nous n'entreprîmes le traitement, qu'après avoir fait part aux parens de nos doutes sur une guérison possible.

Contre notre attente, tout alla pour le mieux. La résolution de la taie fut prompte, et après un mois l'œil voyait du jour, et la cataracte était sensiblement réduite. Après trois mois, cet œil pouvait servir à le conduire. Aujourd'hui il ne reste plus qu'un étroit fragment de cataracte, adhérente à la partie supérieure et moyenne de la pupille, dont l'absorption continue toujours à se faire, et une cicatrice linéaire à la partie supérieure interne de la cornée. Dans l'état actuel de la science, la guérison de cet œil aurait été regardée comme impossible. En supposant, ce qui est douteux, que par les moyens ordinaires on eût pu faire disparaître la cicatrice de la cornée, l'altération de l'iris, les adhérences de la cataracte, étaient des contre-indications de l'opération. Pour rétablir la vision il aurait fallu tenter une pupille artificielle. Il est toujours important d'éviter les opérations, et surtout lorsqu'elles doivent être pratiquées avec de nombreuses chances d'insuccès.

Trente-troisième obs. — M. Biet, à l'hospice des Incurables (hommes), rue du faubourg Saint-Martin, fut obligé de se faire conduire, lorsqu'il vint me consulter le 11 avril 1839. Par suite d'iritis chronique, les capsules des cristallins étaient devenues opaques, et avaient contracté des adhérences avec les pupilles déformées et rétrécies. L'œil droit entrevoyait les objets, mais d'une manière très-confuse; l'œil gauche ne faisait pas la différence du jour et de la nuit. Biet était dans cet état depuis trois ans.

Après vingt jours de traitement, il peut venir tout seul à mes pansemens. Aujourd'hui, il se conduit facilement, aperçoit les affiches sur les murs, et distingue les grosses lettres. Il n'y a pas le moindre doute qu'avec le temps, la vision s'améliorera encore. Heureux des résultats obtenus, jusqu'à ce jour, le malade a de la patience et de la persévérance, et ne ressemble pas à ces niais qui nous répètent à chaque instant : c'est bien long ! et qui souvent, quittent le traitement après l'avoir fait, tant bien que mal, pendant quelques jours, et préfèrent, à ce qu'il paraît, l'incurabilité à une guérison lente.

TRENTE-QUATRIÈME OBS. — Madame Pillon, rue des Juifs, n° 7, me consulta pour sa vue, le 15 juillet 1839. Elle avait depuis un an une conjonctivite chronique : un brouillard, qui devenait plus épais de jour en jour, l'empêchait de voir distinctement les objets; avant de voir le brouillard, elle avait vu beaucoup d'étincelles; le grand jour et les lumières l'impressionnaient très-désagréablement, et cette photophobie l'obligeait à se coucher sans chandelle. Elle ne pouvait plus coudre depuis deux mois environ. Les paupières étaient chassieuses, la conjonctive rouge, boursoufflée et légèrement granuleuse. Les deux cristallins offraient un commencement d'obscurcissement très-évident.

L'inflammation et la photophobie ont disparu complétement après six jours de traitement, et, après un mois, les cristallins sont redevenus transparens et la vision parfaite.

TRENTE-CINQUIÈME OBS. — Mademoiselle Hallé, rue Pierre-Sarazin, 10, sœur du célèbre médecin de ce nom, âgée de quatre-vingt-quatre ans, ayant appris, par la nièce d'Amyot, dont l'observation est rapportée ci-dessus, que je guérissais les cataractes sans opération, me fit prier d'aller la voir. Je m'empressai de me rendre auprès d'elle, et ayant constaté l'existence d'une double cataracte molle, complète à droite, très-avancée à gauche, j'éprouvai un sentiment de joie, en pensant que je pouvais être utile à la sœur d'un illustre confrère, qui avait honoré notre profession par ses talens et ses vertus.

Malgré le grand âge de la malade, et une déviation antérieure de la taille, circonstance défavorable pour l'instillation des collyres dans les yeux, la médication résolutive a produit de très-beaux résultats. Après un an de soins, l'œil gauche est complétement dégagé et l'œil droit considérablement amélioré. Je continue à donner mes soins à mademoiselle Hallé, et bien certainement j'arriverai à lui rendre la vue des deux yeux.

TRENTE-SIXIÈME OBS. — La cuisinière de l'institution de M. Gasc, rue du Rocher, 29, remarquait que sa vue faiblissait de jour en jour, et qu'un brouillard, qui se plaçait entre elle et les objets, devenait de plus en plus épais. Ayant eu occasion d'aller dans cet étabissement, en l'absence du professeur Alquié, qui en est le médecin, cette femme me pria d'examiner ses yeux. Elle avait une cataracte sur chaque œil, celle de l'œil droit était presque complète, celle de l'autre œil ne faisait que de commencer. Trois mois de traitement ont suffi pour amener une guérison radicale.

Trente-septième obs. — M. le docteur Sédillot, professeur de médecine opératoire au Val-de-Grâce, professeur agrégé de l'École de Médecine de Paris, m'apprit, par une lettre datée du 19 août 1839, qu'un militaire, entré la veille dans son service, salle 13, n° 34, était affecté d'une cataracte sur l'œil gauche, et que si je désirais le traiter, il le mettrait à ma disposition, afin de constater l'efficacité de ma méthode. M. Gama, chirurgien en chef du Val-de-Grâce, examina le malade avant l'application des moyens résolutifs.

Angliviel, âgé de trente-cinq ans, maréchal-des-logis au 8ᵉ régiment des dragons, atteint d'une maladie dartreuse générale, avait eu plusieurs ophthalmies successives et, à la suite de la dernière, l'œil gauche ne pouvait plus distinguer les objets; le malade était dans l'impossibilité de se conduire avec cet œil, et ne pouvait pas compter les doigts de la main qu'on lui présentait. C'était pour cette maladie de la vue qu'il avait été envoyé de Fontainebleau au Val-de-Grâce. Les couches antérieures et superficielles du cristallin étaient le siége d'une opacité couleur de chocolat.

Je commençai son traitement le 21 août, et la résolution de la cataracte marcha avec une telle promptitude, que, le 5 septembre, l'œil droit, qui n'était pas traité, s'étant enflammé, et le malade ayant dû le recouvrir d'un bandeau, l'œil cataracté lui servit à se conduire avec la plus grande facilité ; il pouvait même lire son billet d'hôpital, avec cet œil, qui, quinze jours auparavant, ne pouvait distinguer aucun détail.

TRENTE-HUITIÈME OBS. — M. le docteur Delaroche, médecin-consultant du roi, ayant eu occasion de voir quelques personnes traitées par moi, m'adressa une de ses clientes, madame Blanchard, rue Saint-Paul, 8, affectée de cataractes et presque complétement aveugle. L'œil gauche était entièrement recouvert par une cataracte capsulo-lenticulaire dure, et le droit fortement obscurci par une cataracte lenticulaire molle.

Le traitement que cette dame fait depuis huit mois, a considérablement amélioré sa vue. Il n'y a plus qu'un léger nuage dans l'œil, et le gauche commence à percevoir les couleurs et les objets qu'on lui présente; il ne distingue pas les détails.

TRENTE-NEUVIÈME OBS. — M. Biré, rue Ménilmontant, 86, était allé à la consultation des Quinze-Vingts avant de venir chez moi. On lui avait annoncé que ses cataractes seraient bonnes à être opérées dans trois mois. L'œil droit ne distinguait que le jour de la nuit, et l'on voyait derrière la pupille une cataracte blanche, dure et capsulo-lenticulaire ; le gauche lui servait encore à se conduire, mais était excessivement trouble : la maladie siégeait sur la capsule. Je traite M. Biré depuis sept mois, et, loin d'avoir eu besoin de se faire opérer, il a éprouvé une amélioration très-grande de sa vue. L'œil droit, celui qui était tout-à-fait voilé, peut lui servir à se conduire et aperçoit les

objets même à une grande distance. Le gauche lui
permet de lire et d'écrire, mais il ne peut pas le faire
long-temps.

QUARANTIÈME OBS. — L'invalide Baroche, âgé de
soixante-quatre ans, corridor de Monaco, avait depuis vingt-huit ans, une ophthalmie qui le faisait
beaucoup souffrir, et lui rendait insuportable les
lumières et le grand jour. Depuis quinze mois il
voyait un épais brouillard devant ses yeux, et sa vue
allait toujours en faiblissant. Il vint chez moi le
19 août 1839, et je diagnostiquai une conjonctivite
granuleuse et une cataracte capsulaire double commençante.

Aujourd'hui, l'affection des paupières est guérie,
et l'opacité des capsules grandement réduite. Le
malade peut enfiler des aiguilles, ce qu'il ne faisait
plus depuis long-temps, et se conduit avec beaucoup
plus de hardiesse.

QUARANTE-ET-UNIÈME OBS. — Madame Marchand De-
levingne, rue Neuve-Saint-Augustin, n° 43, assistait
depuis plusieurs années à l'ensevelissement de sa vue.
Chaque jour ajoutait un peu à l'épaisseur du voile
étalé devant ses yeux. Dès le début, sa maladie avait
été prise pour une amaurose et traitée comme telle,
par le docteur Demours, qui mit en usage une foule
de moyens, entre autres des vésicatoires saupoudrés de
strychnine. Madame Marchand a les pupilles étroites
et comme ses cataractes étaient capsulaires, et de
couleur un peu foncée, elles ne furent pas reconnues
dans le principe. Après M. Demours, la malade se fit
traiter par M. Lattier de Laroche. Elle fut chez lui
tous les jours, et pendant trois mois, sans éprouver

la moindre amélioration. Lorsqu'elle me consulta dans le mois de décembre 1837, l'œil droit était tout-à-fait perdu, et la cataracte était adhérente à la pupille. La capsule de l'œil gauche était trouble, mais si l'autre cataracte n'avait pas mis sur la voie, je suis certain qu'on aurait encore commis une erreur de diagnostic pour cet œil. Le traitement que j'ai fait subir à cette dame n'a rien produit pour l'œil droit ; mais le gauche a recouvré, sous son influence, un degré satisfaisant de vision. Voici ce que m'écrit M. Marchand, dans une lettre datée du 16 août 1839 :

. . . . . . . . . . . . . . . . . . . . . .

« Le succès que votre traitement a obtenu a rempli mon attente, puisque maintenant mon épouse peut lire, écrire, se livrer à des ouvrages minutieux d'aiguille.  . . . . . . . . . . . . . . .

. . . . . . . . . . . . » \

Quarante-deuxième obs. — M. Bauguier, âgé de cinquante-deux ans, tambour-major des Invalides, voyait depuis 1830 sa vue décliner peu à peu ; il avait déjà perdu entièrement l'usage de l'œil droit, et l'œil gauche pouvait tout au plus le conduire, lorsqu'il vint chez moi le 13 juillet 1839. Il avait consulté beaucoup de chirurgiens, beaucoup d'oculistes, et toujours on lui avait dit : *amaurose, goutte-sereine.* L'œil droit était tout-à-fait perdu, qu'on caractérisait encore ainsi son affection ! Sa maladie avait été attaquée avec acharnement : on lui avait posé successiment deux sétons à la nuque, des moxas aux tempes, des ventouses scarifiées, des sangsues sur tout le crâne, et rien n'avait pu, non seulement guérir le mal, mais encore en arrêter la marche.

Je fus le seul qui lui dis que sa cécité était causée par une cataracte capsulaire, qui avait été méconnue à cause de sa coloration foncée, et de l'étroitesse de ses pupilles.

Le traitement de ce militaire est maintenant fini. La vision de l'œil gauche est redevenue parfaite, et l'œil droit, qui avant l'application des résolutifs, voyait à peine un peu de jour, peut facilement lui servir à se conduire.

QUARANTE-TROISIÈME OBS. — M. Tournelle, ancien receveur des contributions indirectes, demeurant place du Chevalier-du-Guet, n° 6, fait remonter à vingt ans le début de sa maladie; depuis dix ans, il ne peut lire un seul mot sans lunettes à verres très-convexes; il voit constamment un épais brouillard, et est tourmenté par de cruels maux de tête. Plusieurs médecins lui ont dit qu'il est atteint d'une *amaurose*. C'est pour la première fois qu'il entend dire par moi qu'il a une *cataracte noire*.

M. Tournelle, que je traite depuis trois mois, voit le brouillard moins épais, se conduit plus facilement, peut lire et écrire sans lunettes, mais sa vue se trouble s'il veut le faire trop long-temps; il se sert de verres moins forts que ceux qu'il avait auparavant. Enfin les maux de tête se sont presque entièrement dissipés.

QUARANTE-QUATRIÈME OBS. — M. le docteur Gasc, membre de l'Académie de médecine, inspecteur du conseil de santé des armées, m'autorise à annoncer que son fils aîné a été guéri par moi, d'une ophthalmie avec ulcérations de la cornée et photophobie, dont il était tourmenté depuis de nombreuses années, et qu'à la campagne qu'il habite l'été, il a guéri, très-rapidement, avec le même collyre, une jeune fille de douze ans, affectée depuis son enfance d'une semblable maladie.

Quarante-cinquième obs. —Mademoiselle Virginie Supiot, âgée de vingt ans, rue Neuve-Saint-Roch, n° 3, me fut adressée par M. le docteur Alquié. Cette jeune personne avait depuis l'âge de sept ans des inflammations incessantes. Elles s'amendaient de temps en temps, pour revenir ensuite avec plus d'intensité. A chaque crise sa vue diminuait. La cornée transparente de l'œil droit était recouverte par un large leucome, celle de l'œil gauche avait quatre petites cicatrices, et était obscurcie dans toute son étendue. Elle n'y voyait pas pour aller toute seule, et depuis long-temps elle ne pouvait plus coudre. Sa mère la conduisait chez moi. Un chirurgien très-renommé, qu'elle était allée consulter, n'avait rien cru pouvoir conseiller pour rendre aux cornées leur transparence. Sous l'influence de notre médication, l'inflammation céda promptement, et après cinq mois, les cicatrices étaient très-réduites, le leucome dissipé, et la vision, devenue fort bonne, permit à cette intéressante demoiselle de travailler et d'aider sa mère. Depuis deux ans elle n'a pas eu de récidive d'inflammation.

Quarante-sixième obs. —Mademoiselle Marie Vincent, âgée de vingt-quatre ans, cuisinière, rue des Vieux-Augustins, 52, me fut adressée par M. le docteur Baudin. Elle avait depuis deux ans une ophthalmie avec cicatrices et ulcérations des cornées. La lumière et le grand jour la faisaient horriblement souffrir. Elle avait été déjà traitée par plusieurs chirurgiens,

à Bruxelles et à Paris. Elle éprouvait de vives douleurs lorsqu'elle vint me voir ; les cornées étaient
ternes, parsemées de petites cicatrices, celle du côté
droit était le siége d'une ulcération.

Le mieux ne se fit pas attendre, et après deux
mois de soins, elle fut radicalement guérie.

QUARANTE-SEPTIÈME OBS. — Mademoiselle Henriette
Maguain, âgée de six ans, rue Vieille du Temple,
n° 42, avait depuis environ deux ans, des inflammations d'yeux, qui ne cédaient quelque temps que
pour revenir ensuite avec plus d'intensité. Au jour
un peu vif et aux lumières, elle éprouvait des douleurs si vives, qu'elle était obligée de tenir ses yeux
toujours fermés. L'œil gauche ne pouvait rien distinguer et était recouvert par un large leucome. La cornée de l'œil droit était aussi le siége d'un leucome
partiel, qui rendait la vision imparfaite.

L'ophthalmie a été guérie en huit jours, et les cornées ont repris leur transparence après deux mois de
traitement. La petite malade supporte facilement le
grand jour et y voit parfaitement.

QUARANTE-HUITIÈME OBS. — L'invalide Bouillet,
âgé de cinquante-trois ans, corridor de Marseille, a
une cataracte complète à l'œil droit, et une cicatrice
d'une ligne et demie dans tous les sens, au centre de
la cornée de l'œil gauche. La cataracte est survenue
en 1825, et la cicatrice, suite d'une ophthalmie, remonte à 1814, c'est-à-dire qu'elle a vingt-cinq ans
d'existence. Lorsque la lumière trop vive faisait con-
tracter la pupille, il était obligé de s'arrêter, n'y
voyant plus pour se conduire. Il dit avoir été pansé

soixante fois par M. Liénard. Il a été traité par plusieurs médecins, et toujours sans succès.

J'ai réduit la cicatrice d'un bon tiers, ce qui permet à ce militaire de se conduire hardiment sans être jamais obligé de s'arrêter. Il aperçoit maintenant à l'Hôtel et ailleurs, des objets qu'il n'avait jamais vus.

QUARANTE-NEUVIÈME OBS. — L'invalide Chevalier, âgé de vingt-neuf ans, corridor de Brest, étant en garnison à Fontainebleau, fut pris d'une double ophthalmie excessivement violente, qui, traitée par des moyens homœopathiques, produisit un leucome complet de l'œil droit et un leucome partiel sur les deux tiers inférieurs de la cornée transparente du côté gauche. Il est évident que Chevalier dut à une médication négative, d'abord sa cécité, et ensuite son entrée aux Invalides, comme incurable. Il se fit conduire chez moi le 25 juillet 1839, et le 31, il vint tout seul. Une grande réduction s'était déjà opérée dans l'opacité de l'œil gauche. La résolution progressant de jour en jour, le malade fut bientôt en état d'amener d'autres aveugles. L'œil droit dont la cornée était entièrement leucomateuse, et qui ne pouvait pas faire de différence entre le jour et la nuit, commence à apercevoir quelques objets ; mais l'opacité est encore forte, et il faudra six mois, au moins, pour obtenir sa curation complète.

CINQUANTIÈME OBS. — L'invalide Bergerot, âgé de quarante-quatre ans, corridor de Monaco, était obligé de se faire conduire depuis vingt-deux ans, lorsqu'il vint me consulter, le 15 juillet 1839. Il était devenu aveugle à la suite de plusieurs ophthalmies, et dans le cours d'un traitement destiné à lui rendre la lumière, l'œil droit s'était complétement vidé. L'œil gauche ne distinguait pas le jour de la nuit; sa cornée transparente était recouverte dans presque toute son étendue par une taie, mince au centre, épaisse, staphylomateuse en dedans et en dehors. Cette maladie de la cornée avait été regardée comme incurable par un grand nombre de chirurgiens, et entre autres par MM. Faure et Sichel : Le premier avait, en 1827, essayé de rendre la vue à Bergerot, par deux tentatives de pupille artificielle. Le second, avait proposé à cet aveugle de lui établir une troisième pupille à la partie interne et supérieure de l'iris. Il est évident que ces praticiens ne soupçonnaient pas même qu'il fût possible de tenter la résolution de cette opacité de la cornée, car faire ou proposer, dans un cas semblable une pupille artificielle, c'est délivrer un certificat d'incurabilité à la maladie qui oblige d'ouvrir une voie anormale à la lumière.

Soumise à l'action de la méthode résolutive, cette affection abandonnée a fait des progrès rapides vers la guérison : Bergerot aperçoit déjà, assez distinctement, une chaise pour s'asseoir sans la toucher. Il entrevoit et compte les tableaux suspendus au mur d'une chambre. Il distingue la taille et le sexe d'un individu. Les pupilles artificielles faites par M. Faure se découvrent de jour en jour. La première établie, est verticale et située à la partie supérieure de l'iris; la seconde, est oblique de dedans en dehors, et placée à la partie inférieure de cette membrane; mon aveugle y voit déjà pour se conduire dans une chambre sans se servir de ses mains, et sous peu de temps il sera en état d'aller tout seul dans les rues.

Cinquante-et-unième obs. — Le docteur Marchal, chirurgien aide-major au soixante-quatrième de ligne, m'adressa, le 17 avril 1838, le nommé Dorio, grenadier dans son régiment, affecté d'un leucome *interstitiel* de la cornée de l'œil droit. Cette opacité, qui, recouvrant la pupille et la moitié de l'étendue de la cornée, ne permettait à l'œil que de distinguer le jour de la nuit, avait été regardée comme incurable, après l'administration infructueuse de divers moyens résolutifs; et si ce militaire n'avait pas eu que quelques mois encore à servir pour avoir son congé définitif, il aurait pu se faire réformer : après six mois de traitement, Dorio fut obligé de suivre son régiment, qui quitta Paris pour aller en garnison à Vannes. A cette époque, le leucome était assez réduit pour que l'œil pût compter le nombre des doigts qu'on lui présentait, et voir toutes les couleurs. Je vis partir mon malade à regret, en pensant que cette cure resterait imparfaite; mais Dorio, qui avait un désir extrême de se guérir radicalement, revint à Paris dès qu'il eut obtenu son congé, et aujourd'hui, l'œil qui faisait à peine une différence entre le jour et la nuit, y voit pour lire et par conséquent pour remplir toutes ses fonctions.

Cinquante-deuxième obs. — Trois jours après sa naissance, mademoiselle Juliette Gravier, de Valenciennes, fut atteinte d'une inflammation purulente qui détruisit complétement l'œil droit, et qui plaça le gauche dans des conditions pathologiques, telles que plusieurs médecins et oculistes consultés, déclarèrent qu'elle n'y verrait jamais, et qu'il était parfaitement inutile de chercher à la guérir.

Au mois de juillet 1838, mademoiselle Juliette, alors âgée de douze ans, vint à Paris pour me consulter : l'œil droit était vidé ; l'œil gauche, d'un volume normal, présentait une cornée de deux lignes de diamètre opaque dans toute son étendue, un peu moins au centre que dans sa circonférence, qui était recouverte par une matière gypseuse, très-dure. La jeune aveugle voyait beaucoup de jour et même en les approchant fortement de son œil, elle distinguait les couleurs vives ; mais à un pied de distance elle ne pouvait rien apercevoir. Quelque grave que fût cette affection, il ne me parut pas impossible de donner un peu de vue à cette jeune et intéressante demoiselle, qu'une affection de poitrine assez grave obligea de retourner dans son pays natal, après avoir suivi mon traitement pendant huit mois. Le résultat obtenu est consigné dans une lettre de madame Gravier et dans une autre lettre de M. Auvray, frère de madame Gravier et oncle de la malade. Je vais rapporter ici les fragmens de ces deux lettres où l'on me parle de la vue de ma cliente :

Valenciennes, 5 juin 1839.

Monsieur,

« Je suis heureuse de pouvôir vous annoncer la grande amélioration que votre traitement a apporté dans la vue de ma pauvre Juliette, que je croyais destinée à rester aveugle toute sa vie. Elle voit maintenant les ouvriers qui travaillent dans nos ateliers ;

de notre maison, qui a une grande cour, elle voit passer le monde dans la rue; étant assise dans la chambre, elle aperçoit les croisées des maisons qui sont en face; enfin s'il y a des nuages au ciel, elle voit la direction qu'ils suivent, etc.

Valenciennes, 28 août 1839.

« L'œil de ma petite nièce va toujours de mieux en mieux; elle a vu dernièrement par l'effet *d'une chambre noire*, les Tuileries; elle a distingué les arbres, les jets d'eau, les promeneurs. Enfin, mon cher docteur, je crois que vous arriverez au résultat le plus satisfaisant, etc. »

CINQUANTE-TROISIÈME OBS. — M. Ducray, âgé de vingt-huit ans, demeurant rue d'Angoulême, 3, reçut à l'âge de sept ans, un coup de bâton sur l'œil gauche, qui produisit une inflammation violente. Cette inflammation laissa après elle l'œil dans un état de cécité complète, par le fait d'un leucome staphylomateux, dont la base recouvrait toute la cornée, et dont le sommet faisait saillie à travers les paupières. Lorsque le malade fermait l'œil, la tumeur se montrait encore au dehors dans l'étendue de deux lignes. C'était, comme l'on voit, une infirmité affreuse. Les parens du jeune homme, qui avaient à cette époque-là un bon commerce d'orfévrerie, n'épargnèrent rien pour faire guérir leur enfant. Ils dépensèrent beaucoup d'argent à suivre des traitemens qui ne produisirent pas la moindre amélioration. M. Forlenze, qui fut aussi consulté, ne trouva d'autre remède qu'une incision pour vider l'œil, afin de le remplacer par un œil en émail. Les parens ne voulurent pas y consentir.

Cette affection de la cornée existait depuis vingt ans, lorsque je vis le sujet pour la première fois, chez ma cliente, mademoiselle Albert, *brodeuse de la reine*. Depuis très-long-temps il ne s'occupait plus de sa guérison, et il fut très-surpris lorsque je lui proposai de le traiter, et de faire disparaître la tumeur de son œil sans pratiquer aucune opération.

Aujourd'hui, après quinze mois de traitement, cette saillie énorme produite par des matières morbides accumulées sur la cornée, est presque entièrement effacée ; la pupille et l'iris sont à découvert. Le staphylome cachait un œil parfaitement sain, qui distingue toutes les couleurs et commence à apercevoir quelques objets. Les paupières recouvrent facilement le globe de l'œil.

CINQUANTE-QUATRIÈME OBS. — M. Francis Sabonadière, âgé de dix-sept ans, élève interne de l'institution de M. Goubaux, eut, à l'âge de trois ans, une rougeole compliquée d'ophthalmie ; à la suite de l'inflammation, l'œil gauche fut recouvert par un leucome complet. Désespéré du malheur qui venait d'arriver à son fils, M. Sabonadière, ministre protestant à Saint-Quentin, partit de suite pour Paris, et vint y consulter les hommes célèbres dans la spécialité. Il vit, entre autres, M. le professeur Roux, qui déclara la maladie incurable et conseilla, pour remédier à la difformité de cet œil, de le remplacer par un œil en émail. Le docteur Willam fut le seul qui se chargea de guérir M. Francis ; mais plusieurs mois de son traitement ne produisirent aucune amélioration.

Lorsque je vis pour la première fois M. Francis, son œil était tout-à-fait blanc; il pouvait fixer le soleil sans en percevoir la clarté. Par un mouvement résolutif très-lent, mais constant, et après un an de soins, j'ai obtenu les résultats suivans : la moitié de l'iris est à découvert; en regardant par dessous la taie, on voit toute la pupille qui est parfaitement intacte; de face, on commence à en voir une partie; l'œil peut distinguer les couleurs et est beaucoup moins difforme. Avant le traitement, il se mouvait au hasard ; maintenant, il a de l'intention dans ses mouvemens; il cherche à voir. Lorsque mon client sera de retour des vacances, je reprendrai son traitement, avec l'espoir d'obtenir une guérison radicale.

Je terminerai les observations que j'avais à rapporter, en consignant sous forme de note, trois faits qui n'ont pas pu être placés à la suite des observations de cataractes. Ils sont trop saillans pour les omettre; je me borne à les livrer sans aucun détail.

1° M. le docteur Coqueret, rue de Richelieu, n° 15, médecin du Théâtre-Français, m'adresse la femme d'un employé de cet établissement. Elle avait des cataractes molles sur les deux yeux et n'y voyait presque plus pour se conduire. Après vingt-cinq jours de traitement, elle pouvait lire.

2° Madame Gillion se présenta chez moi avec la recommandation de madame Meurice, propriétaire de l'hôtel de ce nom, et avec deux consultations écrites. La première lui avait été donnée par un médecin de Versailles et n'indiquait pas la nature de la maladie, la seconde était d'un oculiste de Paris et établissait le diagnostic suivant : *amblyopie nerveuse,*

Selon moi, on s'était trompé à Paris et on n'avait pas voulu se tromper à Versailles. J'annonçai à madame Gillion qu'elle était affectée d'une cataracte molle, de couleur grisâtre, accompagnée de quelques phénomènes nerveux se rattachant à l'irritation des cristallins, et qu'elle serait bientôt guérie par le traitement que j'allais lui faire suivre. Par des améliorations graduelles et après dix jours de traitement, cette dame, qui était incapable de faire un pas toute seule, peut venir sans se faire conduire à mes pansemens. L'amélioration fait toujours des progrès, et le brouillard qu'elle avait devant les yeux se dissipe de jour en jour.

3° Madame Vandenas, femme d'un tambour de la garde nationale, rue du Ponceau, n° 17, n'y voyait plus pour se conduire, lorsqu'elle vint me consulter pour une double cataracte molle, le 20 juin 1839. Après seize jours de traitement, elle fut en état d'aller toute seule dans les rues de Paris. Une maladie ne lui ayant pas permis de venir à mes pansemens pendant un mois, je l'avais perdue de vue, lorsque dernièrement elle revint, et je pus constater que ses cataractes étaient toujours en grande voie de résolution.

Si je ne me fais pas illusion sur la portée de cet écrit et surtout sur la nature des faits qui y sont consignés, mon but doit être atteint, et sa lecture doit facilement faire entrer dans les esprits la conviction que la médecine oculaire a fait un pas immense. Comme on peut le voir, je me suis attaché à ne rapporter que des cas de cataractes complètes ou très-avancées, afin qu'en examinant les yeux des malades, on ne puisse pas révoquer en doute la nature de l'affection, dont il reste encore des traces plus ou moins étendues. On aurait pu n'ajouter aucune foi à la curation des opacités commençantes complétement dissipées. Le médecin intéressé à se prôner, aurait pu mentir, et le malade aurait pu se croire délivré d'un mal qu'il n'aurait jamais eu. Néanmoins, comme on doit bien le supposer, les guérisons des cataractes légères, sont, dans ma pratique, dans des proportions bien supérieures à celles de cette maladie à un degré plus avancé. J'ai fait une ample moisson d'ingratitude dans le traitement des cataractes commençantes, et la plupart des personnes traitées et guéries par moi, se bornent à dire que *leur vue affaiblie, légèrement troublée, a été fortifiée, éclaircie.* Les uns de bonne foi, les autres, par des motifs peu délicats, ignorent ou veulent ignorer que le reptile écrasé dans l'œuf, n'a pas pu prendre l'accroissement qui en aurait fait un ennemi redoutable. Vous que j'ai traités pour un commencement de cataracte et qui avez oublié mon diagnostic, lorsqu'avec le mal qui vous avait conduits vers moi, se sont dissipées vos belles et immenses promesses, sachez qu'alors retentissaient à vos oreilles les premiers sons de la cloche funèbre qui annonce le prochain départ des agonisans : agosante alors, votre vue serait morte aujourd'hui. Ce voile léger que vous aviez devant les yeux aurait fini par se transformer en un linceul; de jour en jour la perception des objets serait devenue plus confuse, et vous auriez été enfin obligés de porter les bras en avant pour vous conduire, même dans votre chambre. Le sens du toucher aurait été pour vous le sens de la vue. Il est triste et affreux de ne plus y voir que par les mains, n'est-ce pas? Vous en seriez pourtant venus là, et alors il aurait fallu vous soumettre aux chances de l'opération, et, si elles vous avaient été contraires, vous auriez dû passer le reste de votre vie dans un état qui est une véritable anticipation du tombeau. Vous auriez dû vous estimer heureux si votre opérateur, pour vous consoler d'un faible succès obtenu, avait pu dire : *on ne doit pas se plaindre, lorsqu'on retire le 25 p. 0/0 d'une mauvaise faillite.*

On remarquera avec plaisir que ce sont les cataractes molles qui cèdent le plus facilement et le plus promptement à la médication résolutive, et que c'est alors que l'opération a le plus de probabilités d'insuccès, qu'elle peut être évitée. Le peu de résistance que le cristallin offre à l'aiguille de l'opérateur, rend l'abaissement, sinon impossible, du moins très-difficile, et, en général, on doit lui préférer l'extraction, qui quoique adoptée presque exclusivement par quelques praticiens, n'en est pas moins, le plus souvent, une opération malheureuse et suivie des plus graves accidens.

Plusieurs observations, rapportées ci-dessus, établissent, d'une manière positive, que lorsque les opérations de cataractes ont incomplétement réussi, les résolutifs ont une action certaine et salutaire, et que, sous leur influence, la vue des opérés s'améliore plus ou moins. Cette circonstance heureuse est inappréciable, attendu qu'en général, la médécine opératoire ne fait pas de nouvelles tentatives pour rendre la vision plus parfaite dans les cas de demi-succès. On n'opère une seconde fois que lorsque la première opération n'a eu aucun résultat, et encore faut-il que l'œil n'ait pas été altéré dans sa texture.

On sera peut-être étonné de ne pas voir des cas de guérison complète dans les maladies de la cornée transparente. Cela tient à ce que j'ai négligé les affections moins graves, pour ne mentionner que des cas réputés incurables. Il est évident que celui qui peut plus, peut moins; au reste, améliorer, c'est guérir. Par exemple : Bergerot était depuis vingt-deux ans dans une profonde obscurité; aujourd'hui il peut s'asseoir sans toucher la chaise, voilà une guérison bien positive. Plus tard il y verra peut-être pour se conduire, peut-être pour lire, et sa guérison sera alors plus parfaite. La persuasion qu'ils sont incurables a empêché un grand nombres d'aveugles par des maladies de la cornée, de venir me consulter, ou de croire à mes promesses de guérison, si la curiosité et les instances de quelques personnes les faisaient venir me consulter. Il en est un assez grand nombre qui, n'ayant pas vu clair après cinq à six pansemens, ont jugé ma méthode mauvaise, et ne sont plus revenus. Sans tous ces obstacles, j'aurais sans doute fait des cures plus nombreuses et plus radicales.

L'observation de M. Bauguier, tambour major des Invalides, mérite de fixer l'attention. Sa cécité, qui avait résisté à la médication la plus atroce qu'il soit possible d'imaginer, a cédé, comme par enchantement, aux moyens que nous avons dirigés contre elle. Il avait horriblement souffert pour ne pas guérir, et sa vue lui a été rendue sans lui faire endurer la moindre douleur. Les cataractes de la même nature que la sienne, sont plus nombreuses qu'on ne le pense, et les malheureux aveugles, après avoir été martyrisés, sont abandonnés comme affectés d'*a-mauroses incurables.*

Avant de terminer, j'éprouve le besoin de déclarer que, n'ayant pas eu l'intention de m'emparer d'un refus ministériel pour faire du scandale à mon profit, je m'empresserai de faire un choix de maladies *réputées incurables*, si l'administration actuelle veut donner suite aux demandes adressées par moi. Dans la crainte de recevoir un nouveau refus, je m'abstiendrai de faire une nouvelle demande, et je me bornerai à envoyer cette brochure à *M. le ministre de l'Intérieur*, en lui indiquant les passages dont il doit prendre connaissance. Deux motifs puissans doivent engager M. le ministre à me confier le traitement de quelques élèves de l'Institution royale des jeunes aveugles : le premier, c'est la guérison de quelques infortunés condamnés à ne jamais y voir; le second, c'est la honte qui doit rejaillir sur moi; honte que j'aurai certes bien méritée, si après de pareilles assertions, je n'obtenais aucun résultat favorable.

# AVIS.

Les personnes qui, n'habitant pas Paris et ne pouvant pas s'y transporter, désireraient me consulter et se faire traiter par moi, devront m'adresser un mémoire rédigé, autant que possible, par un médecin. Les causes et les caractères physiques de l'affection, l'état des voies digestives et de la constitution en général, l'existence d'un principe dartreux, rhumatismal, etc., l'âge du sujet, sont des circonstances à noter soigneusement.

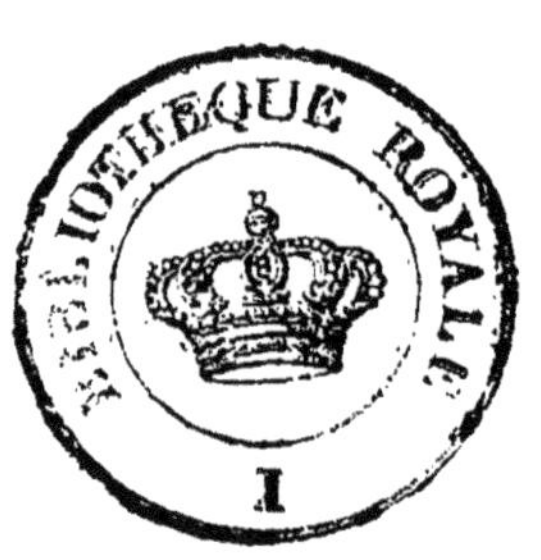

9 782019 289157